オーガスト・ハーゲスハイマー
August Hergesheimer

老けない人はやめている

講談社

老けない人は
やめている

はじめに　オーガスト流アンチエイジングの考え方

「50歳にはとても見えない！」

嬉しいことに、僕は周りの人からそんなふうに言われます。そういえば、最後に風邪をひいたのがいつだったのかも思い出せないくらい、40代前半の頃よりも今のほうが元気に満ち溢れていますし、事実、詳しく血液検査をしてみたところ、僕の体内年齢は30代！

僕がアンチエイジングに目覚めたのは、19歳の頃。1980年代前半で、まだアンチエイジングという言葉も一般的にはなかった時代でしたが、きっかけは若い頃の父の写真でした。当時59歳の父はおなかがぽっこり突き出ていて、二重あご。肌はたるみ、髪も薄く、見た目の印象はいわゆる〝太った中年のおじさん〟でした。ところが写真の父はあごもほっそりとしていて、まるで名優クラーク・ゲーブルのような超美男子。同窓会に行くと、昔は素敵だった人が思いのほか老けていてがっかりすることがあるでしょう？　まさにそんな感じのショック！　あまりの変貌ぶりに、写真の父と同い年だった僕は衝撃を受けたのです。「いったい、何が起こってこんなにも人は変わってしまうのか……」愕然とすると同時に、このままでは自分も父のようになってしまう、それだけは絶対いやだ！　と強く思ったのです。

その後、医学と栄養学を本格的に学び、栄養科学博士号を取得。最新の研究論文や文献に目を通すのはもちろん、世界中の食べ物の産地や食品製造工場などにも足を運び、食の現状をこの目で見ながらアンチエイジングの勉強を重ねました。これは、と思う方法を自分の体であれこれ試し、その効果についても確かめてきました。

とはいえ僕が20代の頃、日本はバブル全盛期。仕事の付き合いで毎日ガブガブお酒を飲み、真夜中にラーメンを食べ、睡眠時間も3〜4時間、という不摂生な生活を送っていた時期があったのも事実です。最先端の栄養学を学んだと自負していた僕は、栄養さえ摂れていればアンチエイジングできると信じ、40錠以上ものサプリメントを18年

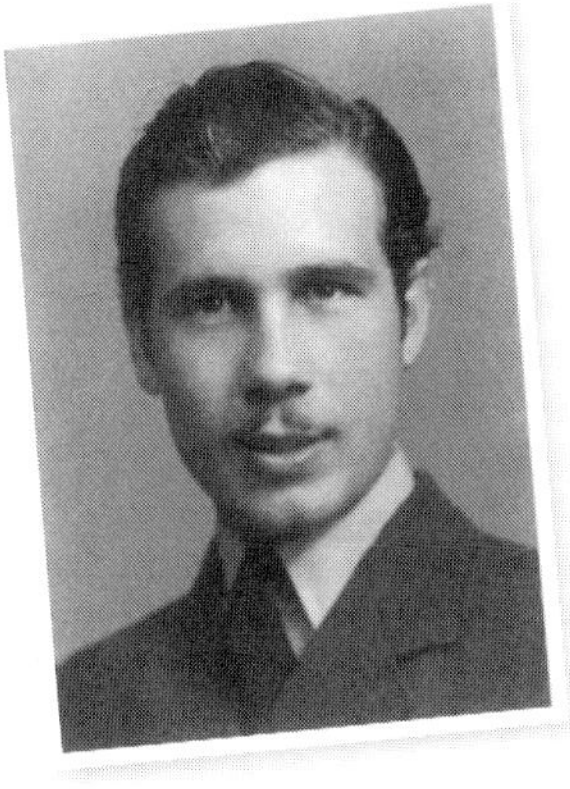

19歳の父の写真。これを見たときの衝撃が、僕をアンチエイジングに目覚めさせたのです。

間、毎日飲み続けていたのです。それでも疲れが抜けず、朝起きられないし、日中もだるい……。40歳になりこのままではまずい、と一念発起して、もう一度徹底的に勉強し直しました。そして自分なりに実践して得られたのが、若々しい体を取り戻すには「正しい食事しかない」という結論でした。

私が提唱する「オーガスト流の食事」とは、ひと言でいうと「若返りホルモンを止めないこと」が主軸です。本書で「若返りホルモン」と呼んでいるのは、成長ホルモンのこと。その名のとおり、人間の成長に欠かせないホルモンのひとつで、その働きのおかげで人間は若々しい体や肌を保つことができているのです。

しかし悲しいことに成長ホルモンは加齢とともに減少していきます。そもそも大人の一日の成長ホルモンの総分泌量は、わずかティースプーン1杯にも満たないほど微量！　**だからこそ、そのダイヤモンドのように希少な成長ホルモンをできるだけ減らさないようにすることが若さを保つ重要なカギとなるのです。できるだけ若返りのための成長ホルモンを活性化し、脳に〝自分はまだ成長している〟と錯覚させ、若い頃のホルモンバランスをキープすることが、アンチエイジングには不可欠なのです。**

といっても、オーガスト流の食べ方はごくシンプル。今日からでもさっそく取り入れられる簡単な方法です。心がけたいのは主に3つ。

✣緑の濃い葉野菜をたっぷり摂って、体内をクレンジングする
✣生、もしくは生に近いローフードで抗酸化力を高める
✣糖質を控える

これらは活性酸素によるダメージを減らし、成長ホルモンを増やす大切なポイントです。特に現代人はご飯やパン、麺類などの炭水化物や甘いものなどの〝糖質〟を摂りすぎている傾向があり要注意です。なぜなら糖質によって過剰に分泌されるインスリンというホルモンが、体にも肌にもさまざまな影響を及ぼして老化を早めてしまうからです。

そう、糖質の多い食事は若返りホルモンの大敵！

こうした理論を基に本書では、何を食べるべきか、何を食べてはいけないのか、を具体的に紹介していきます。

どうすれば若さと美しさを保つことができるのか。

その答えはすべて毎日の食事の中にあります。でも、多くの意識の高い女性が体にいいと思って食べている食べ物や、ダイエットのためにしているつもりの習慣が、間違いだらけだったり、逆効果だったり……。そんな実例を僕はたくさん見てきました。本当に残念なことです。だからこそ、まず必要なのは正しい知識。それをこの本から少しでも拾っていただき、日々の食事に活用してもらえれば、女性の皆さんはもっと健康に、美しく年を重ねることができるはずです。

完璧を目指す必要はまったくありません。たとえひとつでも、できることから始めてみてください。自分の体で変化を観察しながら、最終的には自分で〝本物〟を選び取れるようになっていただきたいのです。決して遅すぎることもありません。何より僕自身も今のような食生活にシフトしたのは40代になってから。たくさん失敗しながらも何十年もかけてようやくここまでたどり着いたのですから。

一日3回の食事をほんの少しかえていくだけで確実に体は変わります。その効果は僕自身が実証済み！　今こそ、本物の若さと美しさを手に入れましょう！

オーガスト・ハーゲスハイマー

目次

4

5

August Anti-aging Method

1

目からウロコの新事実 あなたをどんどん老化させている19の習慣

習慣 1

朝はパンとコーヒーでさっとすませます

朝食にトーストとコーヒー。忙しい朝はそれだけで簡単に食事をすませてしまう方も多いですよね。パンを焼くことすら面倒で、コンビニの甘い菓子パンや砂糖がたっぷり入った缶コーヒーが定番、なんて方もいらっしゃるのではないでしょうか?

しかしこれでは糖質以外の栄養はゼロ! パンに使う精製された小麦粉は、食物繊維もミネラルも抜けた状態。栄養はほぼ失われています。そしてパンの炭水化物も砂糖も糖質。糖質は体を動かすのに大事なエネルギー源ですが、実はこの糖質こそが、老化を加速させてしまう元凶だという事実を皆さんはご存知でしょうか?

空腹状態でパンを食べると血糖値が急上昇し、血糖値を下げようとしてインスリンというホルモンが一気に分泌されます。そして、**インスリンは若さに必要な成長ホルモンの分泌も止めてしまう大敵!** また悪いことにインスリンが出ている間は脂肪を分解できず、使い切れずに余った糖質を脂肪に変えてしまうため、おなかなどに贅肉がつきやすくなってしまうのです。さらに……実はパンとコーヒーの組み合わせというのが最悪。なんとコーヒーに含まれるカフェインは糖質と結びつくと中性脂肪を増やすというデータがあるのです。

パンとコーヒーだけの朝食は、朝からわざわざ体を老けさせているようなものだとわかりますよね？　おなかが空っぽの朝に何を口に入れるかはとても重要。ぜひ、朝食から食生活を今一度見直してみてください。

1

目からウロコの新事実
あなたをどんどん老化させている
19の習慣

パンとコーヒーだけの朝食は老化への第一歩

習慣
2
健康のため、朝食はグリーンスムージーにしています

手軽に野菜が摂れて美容や健康にいい、ということで、グリーンスムージーが女性の間で流行《はや》っていますよね。食事をする時間もないくらい忙しい朝は僕もスムージーですませることもあります。

でも、これはあくまで仕方のないときの代用品であって、健康のために毎日積極的に飲むほどメリットがあるかというと……かなり疑問です。

まず、一般的にグリーンスムージーとして出回っているのは、果物をたっぷり入れるレシピがほとんど。申し訳程度の数枚の葉野菜に、バナナやりんご、オレンジなどの果物を何種類も入れるなど、「これはヘルシーどころか、かえって体に悪いんじゃないか」と心配になるようなレシピもよく見かけます。果物に含まれる果糖も糖質であることに変わりはありません。特にバナナやぶどうなどの甘みが強い果物は糖分が

多いので注意が必要です。正しいグリーンスムージーの作り方は、緑の濃い葉野菜をメインにするのが基本。果物を入れる場合はラズベリーやキウイなど甘みの少ないものを選び、量も全体の2割までに控えましょう。

本来、生野菜はそのまま食べるのがいちばん。野菜に含まれる炭水化物を分解・吸収するには、唾液に含まれるアミラーゼという酵素が欠かせないのですが、噛まずに飲んでしまうスムージーの場合、分泌する唾液の量も少ないので、**スムージーのほうがむしろ消化に悪い可能性もあります。きちんと分解されないまま食べ物が大腸に入っていくと腸の中で腐敗し、腸内の環境を悪化させる原因にもなるのです。**どうしても時間がない朝やおやつとしてたまに飲む分にはOKですが、グリーンスムージーは毎日飲むものではないというのが僕の考えです。

グリーンスムージーは毎日飲むべきではない

習慣
3

とりあえず乾杯は生ビールです！

仕事やスポーツの後の冷えたビール、美味しいですよね。僕も若い頃はビールを毎日たくさん飲んでいました。**ですが、やはりビールも糖質の塊。ビールの大ジョッキ1杯にはおよそ25gの糖質が入っています。食パン1枚の糖質が約30gですから、僕に言わせるとビールは〝溶かしたパン〟を飲んでいるようなもの。**

昔ながらの製法で大麦、ホップ、水だけで作った本物のビールとは違い、今のビールはトウモロコシや米などのでんぷん質を副材料に含み、スピーディに大量生産するためにさまざまな加工がされたり、添加物が加えられています。

また最近人気の「糖質オフ」や「ゼロカロリー」なら大丈夫と思っていませんか？　ヘルシーだと誤解している人がとても多いのですが、甘い言葉に惑わされてはダメ！　これらには人工甘味料や添加物がたっぷり使われています。人工甘味料の怖さについては3章で解説しますが、いくつかの大学の研究によると、炭水化物と人工甘味料を一緒に摂ると、セロトニンという脳内物質の分泌が阻害されて満腹感を感じにくくなり、食べすぎてしまうという報告もあるのです。

乾杯のビールはやめましょう、とまでは言いません。ただ、僕も以前はよく飲んでいたのでわかるのですが、乾杯で大きなジョッキを頼むと一気にたくさん飲んでしまいますし、つい勢いでお代わりしたくなるんですよね（笑）。**せめて乾杯のビールは小瓶で頼むか、小さなグラスに替えて、1杯にとどめておくようにしましょう。**

ビールはパンを溶かして飲んでいるようなもの

習慣 4

気分転換にはコーヒーが欠かせません

オフィスなどにいると一日中コーヒーを飲んでいる人をよく見かけます。カフェインは気分転換には最高ですし、僕も朝の1杯のエスプレッソをこよなく楽しみにしています。

でも、カフェインを摂る時間帯にはくれぐれもご注意を。カフェインは別名ストレスホルモンと呼ばれるコルチゾールの分泌を促します。そもそもコルチゾールの分泌量のピークは朝。そこから徐々に数値が下がって、夜の眠りにつく頃には分泌がほとんど止まります。というのも、コルチゾールは眠っている体を目覚めさせるスイッチの役割をしているから。それこそ朝にカフェインを摂るのはまったく問題ないのですが、時間帯によっては体に悪影響を与えてしまいます。それは午後3時以降。実はこのコルチゾールが出ている間は、大事な若返りのための成長ホルモンの分泌が抑えられてしまうのです。

成長ホルモンは、体のほとんどを構成しているたんぱく質の新陳代謝をスムーズに行う手助けをしていて、皮膚や髪の若さを保つうえでも重要なホルモンです。成長ホルモンは夜の睡眠中に集中的に分泌されるので、血中のコルチゾールの数値が下がるまで約9時間かかることを逆算すると、**午後3時以降はカフェインの摂取を控えるべき。**特にカフェインを一日中摂っているような人は気をつけて！　睡眠中の成長ホルモンを出さないようにしているばかりか、コルチゾールを分泌する副腎が疲弊して、アドレナリンなどの活動に大切なホルモンの分泌が抑えられてしまうのです。

特に男性より女性のほうがカフェインが体に溜まりやすいと言われていますから、午後になったら、なるべくカフェインの入っていない飲み物に替えるように心がけましょう。

午後3時以降のコーヒーは老ける原因

習慣 5

仕事をしながらお土産や買い置きのお菓子を食べてしまいます

いただきもののお菓子が常備されていたり、出張や休暇のお土産がしょっちゅう回ってきたりして、つい仕事中につまむのが習慣になっている人も多いことでしょう。一度にたくさん食べているわけではなし、小さなお饅頭1個くらいなら問題ないだろう、と思いがちですが、**実は糖質はちょこちょこ摂ることが、一番老化を進めてしまうのです。**

食事で糖質を摂っても、3時間くらいするとインスリンの作用で血糖値は正常レベルまで下がります。でも、お昼の食事で上がった血糖値がようやく下がる3時頃にお饅頭を食べてしまったら……また血糖値が一気に上がり、またインスリンが分泌されることになるのです。一日3食だけならいいのですが、ちょこちょこ甘いものを食べていると、一日中インスリンが分泌されっぱなしということになります。**インスリン**

が過剰に分泌されると太りやすくなり、ホルモンバランスも崩れてまさに老化一直線！　何気ない習慣ですが、こんな毎日を何年も続けると、体にはかなりのダメージが蓄積されてしまいます。

極端なことを言うと、毎日ちょこちょこクッキーをつまむよりも、実は平日は我慢して週末にデザートビュッフェに行ってケーキを思う存分食べるほうがまだ体へのダメージは少ないのです。ですからどうしても甘いものがやめられない人は、週に1回、ご褒美として食べるようにしましょう。

毎日の3時のおやつやつまみ食いが習慣になっているあなた、今からそれを見直してみませんか？

甘いものはちょこちょこ食べず週末だけのご褒美に

習慣6 夜食にスイーツは欠かせません

女性は本当にスイーツが大好きですよね。夕食をしっかり食べておなかがいっぱいでも、〝別腹〟とお菓子を必ずつまんでしまう人も多いのではないでしょうか？　でも、カフェインと同じように、糖質は成長ホルモンの分泌を邪魔する悪玉です。

成長ホルモンは、寝ている間に細胞を修復するために分泌され、入眠後約1〜2時間で分泌量がピークになります。しかし、**寝る前に糖質を摂ると、どうなるでしょうか……血糖値を下げるためのインスリンが血液中に大量に溢れ、せっかく出ようとしている成長ホルモンの分泌にブレーキがかかってしまうのです。**

さらにインスリンはセロトニンという睡眠に必要なホルモンの働きも邪魔してしまうので、質のいい睡眠も得られません。寝ている間に体がリセットできないと疲れも抜けませんし、当然のことながら体や肌にも影響が出てくるのです。

例えば、皮膚の汗腺には成長ホルモンの受け皿がありますが、成長ホルモンの分泌が少なくて汗腺までたどり着けないと発汗量も減少。すると肌はうるおいを保てなくなり乾燥しがちになります。睡眠不足が続くと翌朝の肌がかさついたり、調子が悪くなるのもまさにこの成長ホルモンが関係しているのです。

夜食にスイーツをつまむのは、まさに女性の美しさにとっては命取り！　どうしても食べたくなったら、「この一口で、今晩の分の若返りホルモンは出なくなってしまう」と思いとどまってくださいね。

その一口のスイーツで、
今晩の若返りホルモンはストップする

習慣 7

健康のために食事は和食中心です

「肉や油の多い料理よりも、低カロリーの和食のほうが断然ヘルシー」そう思い込んでいる方も多いのではないでしょうか?

確かに油が少ないほどカロリーは低くなるのですが、**甘い味つけの煮物や魚の照り焼きには、砂糖や酒、みりんがたっぷり使われていることが多いですよね。そう、これらは糖質の多い食品です。**ちなみにうどんで有名な香川県は糖尿病受療率が全国トップであることをご存知でしょうか。

ある研究によると、シンプルに塩・こしょうで味つけしたステーキにサラダ、というメニューと、野菜の煮物、煮魚、味噌汁、ご飯、という一般的な和食の糖質量を調べたところ、和食のほうが倍近くも糖質が多かったというデータもあるほど。また、外食となると化学調味料などを使っているお店も多いですから、一概に和食が体にいいとは言えません。

カロリーを重視するあまり「肉や油は体に悪い」という誤った認識をしている方も多いのですが、カロリーは低くても栄養がない食事はアンチエイジングには逆効果！ 僕はむしろ、よい油や肉は積極的に摂るべき食材だと考えています。もちろん、煮るという調理法そのものはヘルシーですし、魚の刺身や大根おろしなどは食べ方も含めて素晴らしい食材。軽く蒸した野菜や焼き魚も僕はよく食べています。和食を食べるときは、砂糖を減らしたり、生野菜をプラスするなどの工夫をすれば理想的な食事になります。「和食ならばすべてヘルシー」と過信せず、食材や調味料の選び方と調理法次第だ、ということを覚えてください。

和食は必ずしもヘルシーではない

習慣 8

果物なら いくら食べてもいいと聞いたので、たくさん摂っています

体にいい酵素や栄養素がそのまま摂れる、ということで果物を積極的に取り入れている女性はとても多いですよね。果物はビタミン、ミネラル、食物繊維などが豊富で、僕もグレープフルーツやキウイ、ラズベリー、アボカドなど糖質が少なめのものは、朝食に取り入れていますし、もちろん果物すべてが悪いわけではありません。

しかし、一方で果物に含まれる「果糖」の摂りすぎが、膵臓《すいぞう》へ悪影響を及ぼすと報道されているのはご存知ですか？ スティーブ・ジョブズが56歳という若さにして膵臓ガンで亡くなったショッキングなニュースは皆さんも記憶に新しいと思います。彼は厳格な菜食主義者（ヴィーガン）で、長年一日の食事のほとんどを果物やナッツなどの種実類しか食べないフルータリアンと呼ばれる果実食主義者でした。やはり、appleが大好きだったそうですよ。アメリカでは当初それがヘルシーなダイエッ

ト法として注目され、俳優のアシュトン・カッチャーもジョブズの食事法を忠実に守って実践していたところ、体調が悪化。病院に搬送され、詳しく検査をすると膵臓が完全に壊れるくらいにまでダメージを受けていたことがわかったのです。ハワイ大学ガン研究所は、「特に太りすぎ、肥満の人々にこの影響は大きく、果糖の摂取が多い人は、膵臓ガンの発症リスクが46％増加する」と発表しています。

日本の女性でそこまで果物しか食べない方は少ないかもしれませんが、朝食は必ず果物をメインに、レストランではデザートの代わりに果物をチョイスする、という方は多いと思いますから、くれぐれも食べすぎには注意が必要。果糖は血糖値には影響しないと言われていますが、血圧を上昇させたり、おなかまわりの脂肪を増やす、あるいは肌のエラスチンにダメージを与えるＡＧＥｓが増えるといった悪いデータが続々と発表されているのも事実。果糖も糖質には変わりありませんから、**成長ホルモンを止めないためにも、少なくとも夜だけは果物を口にしないようにしましょう。**

果物の食べすぎはＮＧ。特に夜は食べないほうがいい

習慣
9

飲むなら ヘルシーな果汁100%のフルーツジュースと決めています

果物について警告しましたが、心配な点は他にもあります。最近は、何かと甘いものが人気なので、生産者もより糖度の高いものを作ろうとする傾向があるからです。本来は酸味の強いいちごなども甘みのほうを強調するように作られているので、全体的に糖質が多くなっています。

そして、最もよくないのが朝食でもよく目にする果汁100%のフルーツジュース。果物と同じようにヘルシーだと思って飲んでいるかもしれませんが、**僕から見ればフルーツジュースこそジャンクフードです！** 果物を絞った後のジュースは食物繊維も取り除かれている状態で、栄養素がすっかり抜けてしまっています。市販のジュースを見ると沈殿物がほとんどないのがその証拠です。

しかも工場で生産する際の加熱殺菌によってビタミンCなどの抗酸化成分も減りま

すし、中には後から糖分を足したり、保存料や防腐剤を添加したものもありますから、もはや生の果物とはまったくの別物。

果汁100%といっても摂れるのはほとんど糖質だけなので、言い換えれば「濃厚な砂糖水」を飲んでいるのと同じなのです。一気に飲んでしまうと当然のことながら、血糖値は急上昇してしまいます。ヘルシーだと思って朝一番に飲むことを習慣にしていませんか?

老けたくないなら、ぜひ明日からストップすることをおすすめします。

果汁100%のフルーツジュースは濃厚な砂糖水

習慣 10

骨粗鬆症予防に乳製品を摂っています

多くの方が勘違いしているのが、牛乳やヨーグルト、チーズといった乳製品が「骨を強くする」と思っていること。牛乳をそのまま飲むのはもちろんのこと、コーヒーにミルクを入れたり、料理にも生クリームやチーズを使ったり、特に女性はお通じをよくするために、ビフィズス菌入りなどの機能性ヨーグルトを毎朝摂っている方もたくさんいらっしゃいますよね？

しかし実は乳製品を好んでよく食べるヨーロッパや北欧では〝骨の老化現象〟である骨《こつ》粗《そ》鬆《しょう》症《しょう》の人がとても多いのです。それはなぜでしょう？　体の中のカルシウムの99％は骨と歯に集中していますが、乳製品に含まれる陰性イオンのミネラルが増えると、体の中のバランスを保とうとして陽性イオンであるカルシウムを骨から放出して中和しようとするからです。

つまり乳製品を摂りすぎると、骨を作り出すよりも骨が溶け出すスピードのほうが速まるため丈夫な骨を作るカルシウムが足りず、その結果、弱いスカスカの骨しかできなくなってしまうのです。**そう、骨を丈夫にしようと毎日欠かさず摂っていた乳製品は実は逆効果！**

ハーバード大学の研究によると、毎日コップ2杯以上の牛乳を飲むグループと、1週間にコップ1杯未満の牛乳しか飲まないグループを12年間にわたって調査したところ、両者の骨折率は変わらなかったことから、牛乳には骨折を防ぐ効果がないこともわかっています。〝骨のために乳製品がいい〟という考えは、今すぐ捨てましょう。

牛乳やヨーグルトの摂りすぎが骨を弱くしている！

習慣11
料理にも飲み物にも豆乳をよく使います

豆乳ブームが相変わらず続いていて、牛乳の代わりに飲んだり、鍋などの料理に使ったりして豆乳を摂取する機会が増えていると思います。肉よりもヘルシーで手軽にたんぱく質が摂れる、イソフラボンが豊富といった理由から、豆乳は健康に役立つ体にとてもいいものというイメージが強いですよね。そういう僕自身もつい最近までは、材料や製法のきちんとしたものであれば〇Kと信じて、牛乳の代わりに豆乳をすすめていました。

ですが、**実はよく調べてみると豆乳は体によくないことがわかってきたのです。**大豆には栄養素の吸収を妨げる成分〝アンチニュートリエント（反栄養素）〟が含まれています。これを取り除くには発酵させなくてはいけません。発酵した味噌、納豆やテンペにはアンチニュートリエントは残らないのですが、水分を多く含む豆乳や豆腐には残ってしまうため、栄養の吸収が阻害されてしまう可能性があるのです。（豆腐に残る量は少しなので、食べすぎなければＯＫ）

つまり豆乳を飲むと、食事で摂った栄養素をきちんと体に取り込むことができなくなる恐れがあるのです！

また、飲みやすくするために人工甘味料や食塩、ビタミンなどを添加した調製豆乳など自然ではない豆乳も氾濫していますし、遺伝子組み換えのされた輸入品や農薬まみれの大豆が増え、大豆食品そのものの安全性も心配されるところです。

皆さん、大豆を普段あまり摂取していないと思っているかもしれませんが、多くの加工食品に大豆や大豆油が使われているので、むしろ摂りすぎている可能性も。少なくとも、豆乳は摂取しないほうがよいでしょう。

豆乳はわざわざ飲む必要なし！

習慣 12

女性ホルモンのため、多めに大豆食品を摂るようにしています

大豆はヘルシーで、9つの必須アミノ酸すべてを含む完璧なバランスの食材と言われてきましたよね。しかしよく調べてみるとわかりますが、9つある必須アミノ酸のうち2つは、実はほとんどカウントできないほど含有量が少ないのです。**豆腐は肉と同等のたんぱく質が摂れると思われてきたのはとんでもない間違いだったのです。**

しかも、最近アメリカでは、食品に大豆が含まれていない「ソイフリー」の表示があるもののほうが安心、という意識が高まっています。実は大豆は今では小麦粉やピーナッツ、卵、牛乳などと並んでアレルギーを引き起こしやすい食品のトップ10に挙げられているのです。

また、最近は大豆食品の摂りすぎがよくないこともわかってきました。大豆には女性ホルモンのエストロゲンと同じような作用があるイソフラボンというポリフェノー

ルの一種が含まれています。その効果を狙って豆腐や豆乳を積極的に摂っている女性も多いと思いますが、**あまり摂りすぎるとホルモンバランスの乱れにもつながると言われています**。昔の日本人でさえ大豆食品を摂っていたのは一日わずか5～6g程度ですから、豆腐1丁を毎日まるごと食べるようなことは避けたほうが無難です。一ヵ月間、毎日豆乳をコップ2杯飲んでいたら、生理周期が崩れた、という実験結果もあるくらいです。

また、前述しましたが、大豆には栄養の吸収を阻害する成分が含まれているので、それらを取り除いた味噌、納豆、固い豆腐以外の大豆食品の食べすぎはくれぐれも控えましょう。

大豆食品の摂りすぎはホルモンバランスの乱れを招くことも

習慣
13

美容のため、いつでも水をたっぷり飲むようにしています

ダイエットのため、肌のうるおいをキープするためなど、美容にいいと思って水を頻繁にたくさん飲んでいる女性は多いでしょう。もちろん、体に必要な水分を補給することは大切ですし、運動中にこまめに水分を摂るのも正しいことです。

ただし、食前や食事中、食後に水分をたくさん飲むのはNG。なぜなら大量の水によって胃酸が薄まり、食べ物を分解・消化する働きが弱まってしまうからです。胃酸の働きが弱まり、きちんと消化できないことで一番影響するのは、たんぱく質の吸収が悪くなること。たんぱく質が不足すると、まず爪がボロボロになって髪にもツヤがなくなり、口臭が強くなったりして女性らしさや美しさが損なわれることに……。

食前、食事中、食後の過剰な水分の摂取はせっかくの胃酸の働きを邪魔してしまうので、水分を摂る場合は100㎖程度に抑えるように注意して。食べ物の栄養素をし

っかり体に巡らせるためには、胃酸の働きをよくすることが不可欠、ということをこの機会にぜひ覚えておきましょう。もともと日本人には、食事のときに水をたくさん飲む習慣はなかったはずです。これはきっとファストフード店などで飲料をガブ飲みするアメリカ人の悪い影響を受けてしまったのでしょうね。

また、よく耳にする「一日2ℓの水を飲むのが美容にいい」という話も実は医学的な根拠はゼロ！ 水が血液をサラサラにして血流をよくするといってもその効果はほんの一瞬のことですし、水には汚れた血液を浄化する作用はありません。美容のためだからと、のどが渇いていないのに無理に水をガブガブ飲む必要はないのです。

食前〜食後の水の飲みすぎには注意

習慣 14

肌にいいと聞いたので炭酸水を飲んでいます

最近、炭酸水は便秘解消や疲労回復、美肌効果があると言われて人気ですよね。コンビニなどでもさまざまな種類の炭酸水が手軽に買えるので、積極的に飲んでいる女性が増えていると聞きます。決して炭酸水が悪いということはありませんが、**覚えておきたいのは炭酸水は酸性食品であるということ。**3章で詳しく解説しますが、酸性食品とは、いわば体を酸化させてしまう食品のことで、火を通したものや加工された食品など、私たちが毎日口にするほとんどの食べ物は酸性食品に分類されます。

では、酸性食品の何が問題なのでしょう。実は体は酸性とアルカリ性のバランスを保つために、血液中のpH値を7・3〜7・4に維持するように働いています。非常に微妙な数値ですが、pHバランスがほんの少しでも狂うと重大な病気や命に関わる場合もあるため、体はこの数値を必死で守ります。しかし、食事が酸性食品に偏ってしま

う と血液中のpH値が酸性に傾き、体は血液のピンチを救おうとしてアルカリ性である骨のカルシウムを利用してpHバランスを保とうとするのです。**つまり、酸性食品ばかりを摂っていると、どんどん骨がもろくなってしまうことに！**

ただでさえ現代人の食生活は、火を通した食品や加工食品の摂取などで酸性に傾きやすいわけですから、わざわざ酸性食品である炭酸水を、選んで飲む必要はありませんよね。

それよりも手軽に摂取できるアルカリ性食品として、アルカリ性の水を上手に取り入れるほうが体にはずっといいのです。ミネラルウォーターの中でもpH値8・0以上のもの、またはアルカリイオン水などがおすすめです。普通の水でもレモン汁を加えて飲めばアルカリ性が高まって効果的なので、僕も実践しています。せっかく美容と健康のために水を飲むなら、ぜひアルカリ性の水を選んでみてください。

美容のための水を選ぶなら、アルカリ性の水を！

習慣 15

コレステロールが気になるので、卵は一日1個にしています

僕が「朝食に卵を2~3個食べるといい」と言うと、ほとんどの方からこの反応がきますが、コレステロールは太る、体に悪いというのはまったくの誤解！

コレステロールは細胞膜やホルモンを作る材料となる大事な栄養素です。でも、コレステロールが血管に溜まると、動脈硬化や心筋梗塞のリスクが高まるということが知られていますよね。しかし**現在では、コレステロールの摂りすぎが病気の原因という説には、否定的な意見がほとんどです。**最新の研究によると、血糖値の急激な上昇や活性酸素による血管の炎症が起こると、肝臓が血管を守るためにせっせとコレステロールを作って血管に送るという事実もわかっています。わかりやすく言うと、コレステロールはさながら絆創膏と同じ。傷口を治そうと血管に張りつく働きをします。傷口（炎症）がある限り、肝臓が絆創膏を何枚も貼り続けるよう指令を出すので、結

果的にコレステロールが血管を塞いでしまうのです。

そもそも、コレステロールを含む食品を食べて、血中のコレステロール値が跳ね上がるという科学的根拠はありません。コレステロールの分子は大きいので、体内にほとんど吸収できず、不要な分は排出されてしまうからです。遺伝的にコレステロールを代謝できない人などの例外を除けば、卵などはいくら摂っても大丈夫なのです。

むしろ避けるべきは、コレステロールを含む食品ではなく、血管にダメージを与えて結果的にコレステロール値を増やしてしまう食品——糖質の多い食事やトランス脂肪酸などの悪い油。例えばフライドポテトなどの揚げ物、マヨネーズ、加工食品などは活性酸素を増やして血管を傷つけ、肝臓にコレステロールを作らせる原因になってしまうのです。

つまりコレステロールを恐れて卵を控えるなんてナンセンス！　**素晴らしい栄養素を豊富に含んでいますから、積極的に摂ってください。**

卵は良質な栄養素の宝庫。恐れずたっぷり摂って！

習慣 16

ダイエット中なので、毎日体重を量り、カロリー計算もしています

ダイエットのためにカロリー制限をしている女性は相変わらず多いですよね。でも**もし痩せたいなら、カロリーではなく糖質を控えることを意識しましょう。**

油のほうが糖質よりもカロリーが高いので、カロリー計算を信奉していると油のほうが太ると思ってしまいがちですが、今まで述べてきたように油よりも糖質のほうがはるかにアンチエイジングにもダイエットにも悪影響があるのです。なぜなら体はエネルギーを作るとき、手っ取り早く使える糖質から燃やしていくので、糖質が体内にあるうちは脂肪を燃やせません。つまり、ダイエットはいかに糖質の摂取を抑えるかがカギとなるのです。

カロリー計算の弊害はまだあります。**特に女性はカロリーを気にするあまり、食べないダイエットに走りがちです。でもそれは絶対にNG！**

食べないで痩せようとすると、体は少ないエネルギーを効率よく使うために、エネルギーを一番消費する〝贅沢モノ〟の筋肉を捨てようとします。そうして筋肉量が減るとますます代謝が落ち、エネルギーを節約して燃えにくい体になってしまうので、それこそダイエットには逆効果。

体重も目安として量る程度ならよいですが、数字に一喜一憂しては自分を追い込むだけ。体重が落ちていてもそれは脂肪が減っているのではなく、筋肉が落ちているのかもしれません。

それに、「ああ、あの人は47kgだからきれいだね」なんて体重で人は美しさを判断しませんよね。カロリー計算も体重計にのる習慣も、今すぐやめましょう。

カロリー計算も体重計も
自分を追いつめるだけなので必要なし

習慣 17

野菜はあまり摂っていませんが、サプリメントを飲んでいるので安心です

「はじめに」でも書いたように、僕自身、栄養はサプリメントで摂るのが一番効率的と信じて、過去には18年間にわたり毎日40錠以上ものサプリメントを摂取してきました。しかし、期待するほど体調がよくならなかったのはお話ししたとおりです。40歳でサプリメントをすべて捨て、食事をかえて健康と若さを取り戻した経験からも、食べ物から栄養を摂ったほうがはるかに体にいいことを断言できます。栄養素はチームプレーで働くものなので、特定の抽出した成分だけ摂ってもあまり意味がありません。**野菜が体にいいのは含まれている栄養素をまるごと摂るからなのであって、サプリメントは野菜の代わりにはならないのです。**

でも忙しくて毎食バランスよく食べるのが難しい、という人も多いですよね。その場合の足りない栄養を補うサポート役としてならサプリは役立つと思います。

ただ、サプリメントなら何でもいいわけではなく、僕は化学的に作られた成分を配合したものは絶対に選びません。実際に製造工場などを調べてみたのですが、成分を固める素材や添加物に疑問を感じることが多かったのです。せっかく体のためにお金をかけてサプリを摂っているのに、かえって大量の合成物質を摂取することになっていたら……本末転倒ですよね？

選ぶなら、安心して摂れる、植物や果物、海藻など食品由来の原材料で作られたものをおすすめします。ちなみに今僕が唯一摂っているサプリメントも、アサイーの果皮と果肉だけをまるごとそのままフリーズドライ（瞬間凍結）して、栄養素や抗酸化物質をできるだけ生の果実に近い状態に保っているもの。

サプリを飲むなら、原材料はもちろん製法もしっかりチェックし、なるべく自然な状態に近い食品由来のものを取り入れるほうがよいでしょう。そして、あくまで補助的役割であり、食事の代わりにはならないことを覚えておきましょう。

頼りきらないことが大前提。選ぶなら自然に近いものを

習慣 18

たるみ予防にコラーゲンを積極的に摂っています

日本人には「〇〇が体にいい」と言われると、そればかり食べようとする傾向がありますよね。その象徴が〝コラーゲン信奉〟でしょう。特に女性はコラーゲンという言葉に弱く、コラーゲンが豊富なものを食べると翌朝の肌がプルプルになるといって喜びますが、専門家の僕に言わせるとそれは単なる思い込み。コラーゲンに限らず、これさえ食べれば健康になる、肌が若返る、というミラクルを私たちは期待してしまいますが、残念ながらそういうものは存在しません。

そもそもコラーゲンは分子が大きく、そのままでは体に吸収されにくいのが特徴。消化されるとアミノ酸に分解され、コラーゲンとしては跡形もなくなってしまいます。もちろん分解されたアミノ酸は体内で新しい皮膚を作り出す材料になるのですが、それだけではなく内臓、筋肉など体のあらゆるパーツで利用されるので、**摂取し**

たコラーゲンが肌のために利用されるとは限りません。

私たちの体の中には28種類のコラーゲンがあり、そのうちいくつかだけが皮膚に関わります。ですからあなたが食べたコラーゲンが肌に役立つその数種類のコラーゲンに当てはまるかどうかも疑問なのです。鶏や牛の内臓を食べても自分の内臓が元気になるわけではないのと同じ理屈です。それよりも、体が自然にコラーゲンを作り出せるように栄養をバランスよく摂るほうがよほど効果的と言えます。特に大事な栄養素はビタミンK。納豆、芽キャベツ、ブロッコリー、パセリなどに多く含まれています。

また、参考までに補足すると僕が知る限り、コラーゲンの生成に役立つと証明されている唯一の食材はアロエです。アロエにはビタミンCをはじめ、カルシウム、亜鉛、鉄分などのミネラル、20種類のアミノ酸が含まれていて、コラーゲンの生成を助け、新陳代謝を促進する働きがあります。独特の苦みがあってそのままだと決して美味しいとは言えないのが難点ですが、抗酸化作用にも優れたスーパーフードです。

コラーゲンを摂っても肌への効果は期待できない

習慣
19

ちょっと高いですが酵素ドリンクを飲み始めました

酵素とは、炭水化物、たんぱく質、脂肪などを分解して消化吸収しやすくするもの。野菜や肉を摂ってもそのままでは体は栄養素として利用できないので、体が利用できる形に変えてくれるのが酵素です。また、酵素は数千種類もあると言われていて、消化吸収だけでなく栄養素が体の中で働くためのさまざまなプロセスを助ける役目も担っています。

そして、酵素はマルチプレイヤーではなく、スペシャリスト。あらゆる食べ物に働いてくれる万能の酵素というものはなく、例えば、肉を食べて消化するための酵素はその肉に含まれているのです。

そして、どの酵素もビタミンCなどと同じように熱に弱い特性があるので、火を通したものや加工食品は酵素が完全になくなっている状態です。つまり酵素がないためにせっかく食べたものがきちんと消化吸収できずに終わることになります。

ということは、逆に言えば、酵素はあらゆる食べ物の中にもともと含まれていますから、普通の食事をなるべく火を通さず、生か、生に近い状態で摂っていれば、生きた酵素も自然と一緒に摂れるのです。

女性の間で**酵素ドリンクが流行っていますが、原材料がどんなにいい品質であっても熱処理などの手を加えた可能性もありますし、どんな食べ物にも働く万能な酵素というものはないので、わざわざ買ってまで酵素を摂る必要はまったくないのです。高い酵素ドリンクを無理して買うくらいなら、その分いい食材を買ってきちんと料理するほうが体のためにはずっと効果的だと思います。**

わざわざ買ってまで酵素を摂る必要はない

1

まとめ

- パンとコーヒーだけの朝食はNG
- グリーンスムージーは毎日飲むものではない
- ビールを飲むなら小さなグラス1杯だけに
- 午後3時以降はカフェインを摂らない
- 甘いものはちょこちょこつままず、週に1回のご褒美で食べる
- 夜食にスイーツは厳禁
- 「和食ならばすべてヘルシー」と過信しない

1

目からウロコの新事実
あなたをどんどん老化させている
19の習慣

- 糖分の多い果物の食べすぎに注意。特に夜は食べないこと
- 果汁100%のフルーツジュースはジャンクフード
- 骨のために乳製品を摂取するのは逆効果
- 豆乳は摂取する必要なし
- 大豆食品の摂りすぎには注意
- 食前～食後には水を飲みすぎない
- 美容のためには炭酸水よりアルカリ性の水を
- コレステロールを気にせず卵はたっぷり食べる
- ダイエットにカロリー計算、体重計は必要なし
- サプリメントに頼りすぎない
- コラーゲンを摂っても肌への効果は期待できない
- わざわざ買ってまで酵素を摂る必要はない

実はかなり重症の糖質依存症だった僕

1章でも繰り返し触れましたが、**若返りホルモンの一番の大敵は糖質。しかし……そういう僕も、以前は完全な糖質依存症でした。**

20～30代前半の頃、仕事の付き合いで週3日は会食があり、ビールを大ジョッキで3～4杯飲み、その後もさんざんお酒を飲んで締めは必ずラーメン。睡眠時間も平均3～4時間という生活をしていた時期がありました。朝はギリギリまで寝ていたいので、朝食はジャムを塗ったパンに紅茶ですませて会社に出勤。お昼はオフィスのデスクでサンドイッチやお弁当を食べるか、疲れて食欲もないときはコーラ1本ですませることもありました。その分、夜になるとおなかが空くので、大食いしてしまうんですよね。とにかく毎食、糖質だらけの食生活だったんです。

それでも若い頃は一晩眠ればすっかり元気を取り戻せたし、体型も変わらなかったのですが、30代に入ると体調がどこかおかしい。たっぷり眠ったはずなのに目覚めが悪い。いつも疲れている。午後になると睡魔が襲ってきて、眠くて眠くてしょうがない……。あまりに眠いときは、ランチタイムに会社近くの日焼けサロンで昼寝をしていたこともあるくらいでした。後にわかったのですが、眠たくてたまらなかったのも、疲れが抜けなかったのも糖質の摂りすぎが大きく関わっていたのです。

August
Anti-aging
Method

2

アンチエイジングの2つの敵を知ろう

糖質はアンチエイジングの一番の敵

これまで、糖質の摂りすぎが若返りホルモンをストップさせるなど、アンチエイジングにどれほどよくないかを繰り返しお話ししてきました。それなのに、朝食はパンとコーヒー、お昼は丼や麺類。3時のおやつに甘いものをつまみ、夕食はパスタだけ……なんて方も多いのでは？　**特に日本人は摂取カロリーの半分以上が糖質という〝糖質まみれ〟の食事に偏りすぎているのです。**一般的に糖質の摂りすぎは「太る」というイメージが強いと思います。でも糖質が体に及ぼす本当に恐ろしいダメージに比べれば、太るなんてほんの些細なことなのです！

僕がそう断言する理由をここでもう一度整理してお話ししましょう。

糖質は、米、小麦粉、砂糖、果物のほか、芋、にんじんなどの根菜類を含む野菜、肉類、酒などほとんどの食品に含まれています。食べ物で摂取したこれらの糖質は、ブドウ糖（グルコース）に分解されて小腸から吸収され、血液の中に流れていきます。

その血液中のブドウ糖量＝血糖値が一気に上がると、膵臓からインスリンというホルモンが分泌され、血糖値を下げる働きをしてくれます。しかし、糖質の摂りすぎによってインスリンが血中に大量に溢れると、若返りに必要な成長ホルモンの分泌まで阻害するというのは前章でお話ししたとおりです。

成長ホルモンとは、ｈＧＨ（ヒューマン・グロース・ホルモン）という名のとおり人間の成長に欠かせないホルモンのひとつで、脳下垂体から分泌されています。「この体を成長させて」という脳からの信号を体の各器官に伝えるスイッチのような役目をしていて、副腎、膵臓、卵巣、精巣などから分泌されるホルモンをコントロールする働きもあり、ホルモンのリーダー的存在です。

誕生から10代の思春期までは体を大きくするためにどんどん分泌され、少しずつ量は減るものの大人になっても分泌され続けます。というより、成長ホルモンが分泌されなくなったら人間は死んでしまうのです。成長ホルモンの主な役割は、たんぱく質の合成を促したり、新陳代謝を高める働きをすること。内臓や骨、筋肉、血管、皮膚、髪や爪など、体のあらゆる組織はたんぱく質でできていて、成長ホルモンがたんぱく質の生まれ変わりをサポートし、ダメージを回復するためにしっかりメンテナンスをしてくれるおかげで若々しい体や肌を保つことができているのです。

ところが、成長ホルモンは加齢とともに減少。思春期の分泌量を１００％とすると、30〜40代では半分の50％に、60代になると30％にまで低下します。そのため、たんぱく質の新陳代謝が鈍り、筋肉量が低下したり、肌のハリを失ったりして老化が加速してしまうのです。だからこそ、そのダイヤモンドのように希少な成長ホルモンをできるだけ減らさないようにすることが若さを保つ重要なカギというのは「はじめに」でもお話ししましたよね。

また、成長ホルモンが一番多く分泌されるのは夜眠っている間。入眠後、1〜2時間で分泌量がピークになるので、夕食や寝る前に糖質を摂りすぎてインスリンが血中に溢れている状態だと、せっかくがんばって出ようとしている成長ホルモンが出られなくなります。**寝る前にいくら念入りにスキンケアをしても、何気なく甘いものを口にするだけで体を中から老けさせてしまうのです。実にもったいないことですよね。**

糖質をできるだけ控え、血糖値をつねにゆるやかにコントロールすることが、成長ホルモンをスムーズに分泌させるための食生活の大事なポイントと言えるのです。

ちなみに果物に含まれる果糖は血糖値には影響しないと言われていますが、果糖はブドウ糖に比べて10倍のＡＧＥｓという物質を作り出します。ＡＧＥｓとは、体の中で余った糖がたんぱく質と結合してできる物質で、皮膚に溜まるとシミやシワなどの原因に、骨に溜まると骨粗鬆症の原因にもなるやっかいな生成物です。

2

アンチエイジングの
2つの敵を知ろう

果糖は血糖値を上げないかわりに、悪さをする物質を作り出して体にダメージを与えるので、砂糖ではないからといって、果物をスイーツ代わりに食べるのはまた別の意味で体によくありません。

そう聞くと、「じゃあ、ちょっと糖質を控えてみようかな」と思いませんか？　現に昔はあれほど糖質に依存していた僕も、大好きだった白いご飯やパンやパスタを見ても「すべて糖質の塊」と冷静に思えるようになりました。

甘いものが絶対ダメ、とは言いません。実は僕自身も時にはレストランでデザートをいただきますし、「一年で一番暑い日だけOK」と決めて大好きなドクターペッパーを飲むことを楽しみにしていますから（笑）。毎日正しい食生活を送っていれば、たまにハメを外しても体はすぐに回復できるのです。

皆さんも甘いものは「時々あげるご褒美」と思うようにして、少しでも糖質を減らすことを目指してみてください。「甘いものだけはどうしても我慢できない！」という人も、3章で紹介するオーガスト流の食事をしていると、血液中の栄養が足りて脳が満足するので、だんだん糖質を欲しがらなくなるはずです。僕が指導してきた中にも、糖質オフ生活をしていると、「ラーメンやケーキを食べた翌日は体がだるくなる、気持ちが悪い」と言って食べられなくなった人がたくさんいらっしゃいますよ。

甘いものはシミとシワを加速させる

糖質がアンチエイジングの大敵という理由はもうひとつあります。特に女性にとっては大問題なのですが、**甘いものの摂りすぎはシミ、シワ、たるみの原因にもなるということ**。見た目に関わることだけに、とても気になりますよね。実は僕も、女性が前から歩いてくると真っ先に頬のあたりを見てしまいます。すると、美人でほっそりとしてスタイルがいいのに、頬が上下にぶるぶる揺れている人が結構いらっしゃるんですよね。つまり、コラーゲンやエラスチンの老化がどのくらい進んでいるのかが、頬のたるみ具合を見ればわかってしまうんです。ちょっとドキッとしましたか？

P58で果物の果糖がAGEsという物質を増やす、というお話をしましたが、見た目の印象まで変えてしまう元凶がまさにこれ。糖質の摂りすぎで体に糖が溢れている状態が続くと、体の中で余った糖が血管から染み出してたんぱく質にくっつき、AGEsを作り出します。簡単に言うと、糖がたんぱく質を固めてしまう現象で、「糖化」とも呼ばれています。最近はこの糖化に対抗するエイジングケア化粧品も増

2

アンチエイジングの
2つの敵を知ろう

えてきていますが、AGEsは特に肌に与えるダメージが大きいやっかい者なのです。

肌のハリや弾力を支えているのは真皮にあるコラーゲンとエラスチン。コラーゲンは細胞同士をつなぎとめる役割をしていて、エラスチンがコラーゲンをしっかり束ねることで、肌はしなやかなハリを保っているのです。ところがAGEsによってたんぱく質が固められてしまう結果、たんぱく質の塊であるコラーゲンやエラスチンも破壊され、肌のしなやかさが失われることで、たるみ、シワを招いてしまうのです。

しかも、糖化によってたんぱく質は褐色に劣化するので体の中はまさに〝カラメル状態〟に。そのため、肌に色素が沈着してくすみやシミの原因にもなってしまいます。そのうえ体に糖分が溜まっているとフィルター機能である肝臓の働きが鈍り、皮膚の新陳代謝（ターンオーバー）もスムーズにいきませんから、古い角質やメラニンを追い出すことができず、シミがどんどん肌に溜まってしまうことに！

肌のエイジングを防ぐには化粧品やUVケアが一番大事だと思われていますが、僕が指導した女性の中には、糖質を控えたことでシミが薄くなったという方も多くいらっしゃるのです。それを見て、外からだけでなく、体の中からケアすることが肌の美しさを育てる秘訣だと確信しました。シミを防ぐための効果的な食べ方については3章でご紹介していますので、参考にしてみてください。

ドライフルーツ、蜂蜜、メープルシロップもNG

「ケーキよりもヘルシー」と思っておやつ代わりにレーズンやドライマンゴーなどのドライフルーツをつまんでいませんか？　しかし水分を抜いた果物はまるで砂糖の塊と同じ。しかも縮んで小さくなっている分、ついたくさん食べてしまいがちですよね。特にレーズンやマンゴーは糖度が高い果物の代表。

さらに果物に含まれる果糖は、肝臓で使い切れずに余った分が内臓脂肪として蓄積されやすく、果糖を摂りすぎると膵臓に深刻なダメージを与えること、さらには老化物質のAGEsが増える心配があることは前章でお話ししたとおりです。また、女性は蜂蜜やメープルシロップを紅茶やハーブティーに入れたり、パンに塗ったりして日常的に使っている方も多いですよね。しかし、これらも果糖が多く含まれている食品です。

皆さんがドライフルーツや蜂蜜などを選ぶ理由は、ある誤解をしているからだと思います。それは、精製された白い砂糖が体によくないことは何となくわかっていて、その代用として蜂蜜や果物のほうが栄養価も高くて健康的、と思っていること。

上白糖はブドウ糖と果糖が結合したショ糖が主成分。摂りすぎるとコレステロールを増やしたり、免疫力を低下させたり、体のミネラルバランスを崩してカルシウムやマグネシウムの吸収を妨げたりするなど、体に悪い影響を及ぼします。一方、果物に多く含まれる果糖は、ブドウ糖と違って吸収速度が遅く、一度に大量の糖分を肝臓に送り込まないようコントロールする働きがあるので、血糖値を上げにくいと言われています。

でも、どんな種類でも体に入れば同じ糖分。実のところ、体は「これは果物の果糖だ、これは精製した砂糖だ」なんて判断して使い分けてくれるメカニズムを持っていないのです。**ドライフルーツも蜂蜜もビタミンやミネラルが豊富ですが、糖分が多く、体へのダメージがあるというリスクをとってまで食べる必要はないと思うのです。**ビタミンやミネラルは、糖分が少ない野菜で摂ればいいのですから。また、蜂蜜に含まれる栄養成分は熱に弱いので、もし使う場合は加熱しないそのままの状態で。一日ティースプーン1杯くらいまでに控えましょう。

基本的に、口に入れたとき甘みを強く感じるものほど体へのダメージが大きい、老化が進む、と考えましょう。

昔の日本人と同じように お米を摂る必要はない

日本人は古くから主食としてお米を食べてきましたが、**僕は昔と同じようにお米を摂る必要はないと考えています。**

というのも、お米の作り方や品質が昔とはすっかり変わってしまっているからです。**今はモチモチとした食感を得るため、品種改良して血糖値の上昇を抑えるアミロースを低下させた（つまり昔より血糖値を上げやすい）お米が増えているのです。**さらに昔のように雑穀を混ぜたりする食べ方もあまりしません。農薬が使われていることも心配です。

もうひとつの理由は、昔と今ではライフスタイルがまったく違うからです。昔の人は毎日畑に出たりして重労働をしていましたし、便利な生活ではないから、とにかく体を使うことが多かった。食材も限られていておかずも野菜が中心だったので、お米は大切なエネルギー源だったのです。でも、皆さんのライフスタイルはどうでしょう？　電車や車に乗り、仕事もオフィスワークが中心で、便利なものに囲まれた、体を動かすことの少ない生活。あらゆる食材が溢れ、お米以外からもたっぷり栄養を摂れるわけですから、ますますお米を摂る必要はなくなっているのです。

「そこまで糖質をカットして大丈夫なのか」とよく聞かれるのですが、糖質は微量ながらも野菜や豆、卵、肉類などほとんどの食材に含まれていますから、逆に完全にゼロにすることはできないのです。それに、エネルギーを一番消費するのは筋肉なので、よほど筋肉量が多い人、例えばアスリートや肉体労働などでエネルギーを大量に消費する人は別として、一般的な現代人の生活では、糖質を摂らなくてもエネルギー不足になることはまずありません。唯一、糖質をエネルギー源とする脳でさえ、使っているのはごくわずか。

それによく考えてみてください。3大栄養素の構成成分の中で「必須」とつくのは、「必須アミノ酸」と「必須脂肪酸」だけ。「必須炭水化物」や「必須糖質」という言葉はありませんよね?

糖質は肝臓に蓄積した脂肪を燃やすことで自分の体の中で作り出すこともできるので、あえて積極的に摂る必要はないのです。

毎日「少しだけなら」と甘いものを食べるのが一番いけない！

ここまでの僕の理論を読んで「ご飯もパンも甘いものもダメ。それじゃ毎日つらそう……」そう思った方も多いのではないでしょうか？　ただ、僕はすべてをダメだとは言いません。炭水化物はこぶし1個分まで、甘いものは週に1度のご褒美に、などオーガスト流のルールで、体のダメージを少しでも減らす食べ方をすればまったく問題はないのです。僕もたまには大好きなラーメンも食べますし、ビールを飲むこともあります。それでも体にダメージが少ないのは、やはり日々の食事のおかげ。普段からオーガスト流の食事を続けていると、たまに不摂生をしても回復が早いのです。一番いけないのは、毎日体に悪いものを与え続けてしまうこと。例えば、仕事で上司から毎日チクチクイヤミを言われ続けるよりも、ミスをしたときにガツンと叱られるほうがストレスも少ないでしょう？　それと同じで、「少しだけならチョコレート、食べてもいいよね」なんて、毎日甘いものを口にしてしまうほうが、よほどダメージを蓄積してしまうのです。

都会に住むと老けやすくなる!?

糖質と並んで老化を進める大敵が活性酸素です。アンチエイジングに少しでも興味がある女性であれば、〝活性酸素が体をサビさせる〟ということはすでにご存知かもしれません。わかりやすく言うと、皮をむいたりんごを放置しておくと、茶色く変色してしまいますよね？　これは酸素に触れたとたんにりんごの〝酸化〟が進んでしまうからですが、活性酸素はその数十倍強力な酸化力を持っているのです。

活性酸素とは、酸素の一部が活性化して強力な酸化力を持ってしまった悪物で、まさに手のつけられない暴れん坊！　分子の形状がいびつで不安定なため、活性酸素はまるでパチンコ玉のように体の中を飛び交い、あちこちにぶつかりながら正常な細胞を傷つけてしまうのです。**少し乱暴な表現かもしれませんが、例えるなら通りすがりの人たちが自分の顔を1発ずつ思い切り殴ってくるような感じ。**見知らぬ人から次々に殴られたらあまりのことにショックを受けますよね。体にとってもそのくらいのダメージやストレスがあるのです。体は活性酸素の攻撃を受けてすっかり酸化が進み、傷つけられた細胞は弱くなり、弱い細胞は弱い細胞しか作れなくなる……そうして老化のスピードに拍車がかかってしまうのです。

しかし、どんなに気をつけていても人間が空気を吸って生きている以上、活性酸素は自然に発生します。酸素が体の中でエネルギーに変わるたびに活性酸素は発生しますし、エネルギーとして使われなかった酸素もまた活性酸素に変わると言われています。それに加え、紫外線、ストレス、車の排気ガス、タバコ、食品に含まれる化学薬品や農薬、水道水の塩素なども活性酸素を増やす原因になります。

とはいえ、車の多い都会に暮らし、水道水を飲み水や調理に使い、農薬や添加物を含んだ食品を買わざるを得ない私たちには、これらを完全にシャットアウトすることはできませんよね。しかも自分は吸わなくても周りにタバコを吸う人がいたり、仕事でストレスを感じたりと、無意識のうちに活性酸素は蓄積されていきます。つまり、**とりわけ都会人は四六時中、活性酸素を取り込みやすい＝老けやすい環境にいると言っても過言ではありません。ですから、活性酸素のダメージから身を守ること、少しでも多くの活性酸素を体の外に追い出すことがアンチエイジングにとって不可欠。活性酸素を完全に防ぐことはできなくても、体の中に溜めないように工夫することで老化は遅らせることができるのです。**

アンチエイジングの敵・「活性酸素」から体を守る方法

では、活性酸素からのダメージをできるだけ減らすようにするにはどうしたらいいのでしょう？　そのために重要なのが〝抗酸化〟というキーワードです。分子の形がいびつなため、まっすぐに立っていられない活性酸素は、暴れながら細胞にぶつかるときに、自分を安定した形に変えようとして正常な細胞から分子を1つ、無理矢理引っこ抜いていくのです。それが細胞を傷つける理由なのですが、一方、抗酸化成分は活性酸素を見つけると、率先してその分子にくっついて形を安定させる働きをしてくれます。そうすれば活性酸素はあちこちの細胞にぶつかることもなく、そのままおとなしくなり、やがて体外に排出されます。つまり、抗酸化成分の素晴らしい役割とは、活性酸素を活性酸素ではない形に変えることで細胞へのダメージを防ぎ、体の外に追い出しやすくしてくれることです。

皆さんがよく耳にする抗酸化成分といえば、ビタミンC、ビタミンE、ポリフェノールなどでしょうか？　カテキンやぶどうの皮に含まれるアントシアニン、レスベラトロールなどもポリフェノールの一種。また、ビタミンAやコエンザイムQ10も抗酸化成分が豊富ですが、「じゃあ、サプリで抗酸化成分を補えばいいのね？」と早まらないでほしいのです。実はポリフェノールをはじめとする抗酸化成分は、野菜、肉、魚、油など、ほとんどの食品に含まれています。抗酸化成分が何かは知っていても、この事実をご存知の方は意外と少ないのではないでしょうか？

そう、わざわざサプリを摂らなくても毎日の食事で簡単に抗酸化成分は取り入れられるのです。ただし、熱に弱い抗酸化成分もありますから、生で食べるほうがベター。3章でオーガスト流の食事をご紹介しますが、僕が生の葉野菜や刺身といったローフードをすすめるのも、抗酸化成分をそのままの形で余すところなく取り入れられるからです。ベビーリーフや水菜などの緑の色の濃い野菜のほか、キャベツも抗酸化成分が豊富。野菜に含まれる食物繊維はお通じをスムーズにするデトックス効果も高いので活性酸素の排出にも一役買ってくれますよ。また、ウコン、しょうが、シナモン、クローブ、ナツメグなどのスパイスもスーパー抗酸化力を持つアンチエイジングの頼もしい味方です。**活性酸素はただ生きているだけでどんどん体の中に溜まっていきますから、抗酸化食材を毎日の食事に必ず取り入れることを心がけましょう。**

2 まとめ

- アンチエイジングの一番の敵は糖質
- 甘いものはシミとシワの原因となる
- ドライフルーツ、蜂蜜、メープルシロップもNG
- 昔の日本人とは生活環境が違うので、お米を摂る必要はない
- 少しだけなら、と毎日不摂生をするのが一番ダメージが大きい
- 都会でストレスの多い生活だと、
活性酸素のダメージを受けて老化しやすくなる
- 活性酸素のダメージを食い止めるためには、
積極的に抗酸化食材を摂ること

糖質をオフしたら、あっというまに腹筋が割れた！

糖質過多の生活を送っていた30代の頃、ほぼ毎日、スポーツクラブでハードなトレーニングをしても腹筋が割れなくなりました。そのときテレビのドキュメンタリーでボクサーのモハメド・アリが「いくらトレーニングしても、おなかの脂肪だけは落ちない」と言うのを聞いて、彼ほどのトレーニング量でも脂肪が落ちないなら、きっと原因は別にあるはず、と確信。そこで注目したのが糖質でした。糖質は、体にとって最も使い勝手のいい便利なエネルギー。脂肪を燃やしてエネルギーに変えるには複雑な手順が必要なため、体は簡単に使えて効率のいいエネルギーになる糖質を優先的に使おうとするのです。**ですから、糖質を使い切らないうちは、あえて手間のかかる脂肪を燃やそうとはしません。しかも、使い切れずに余った糖質は、「こんないいエネルギー源を捨てるなんてもったいないから、ストックしておこう！」と、脂肪に変えて溜めてしまうのです。**その脂肪を溜めておきやすい場所というのが、おなかまわり、腰、太もも、あごの４ヵ所。そこで、ハードなトレーニングはやめ、糖質オフ生活をスタートさせました。大好きなラーメンも、糖分の多い果物も完全にカット。30日間続けると、なんとあれほど頑固だったおなかまわりの脂肪がすっきり落ち、腹筋が割れ始めたのです！　**洋服が２サイズダウンし、ウエストも10㎝以上細くなりました。**

August
Anti-aging
Method

3

食事で若返る！
実践編

「お皿の半分以上を緑の濃い葉野菜に！」オーガスト流アンチエイジング朝食

ここからは、実際に僕が食べているものをご紹介しながら、アンチエイジングに効果的な食べ方をレクチャーしましょう。

僕の朝食は、大きなお皿の半分以上に盛りつけたサラダと卵2個。それにグレープフルーツやアボカドなど甘みの少ない果物を半分。サラダは緑の濃い生の葉野菜を中心に、スプラウトやトマト、パプリカ、生のブロッコリーなどの旬の野菜や海藻類を加えます。そこに軽く塩（自然海塩）をふり、口当たりをさっぱりさせたいときはレモンを絞って、エクストラバージンオリーブオイルをたっぷりかけます。マヨネーズはトランス脂肪酸が含まれているのでNG！　市販のドレッシングも酸化しやすいので避けましょう。僕は加熱処理したビネガーや酢もほとんど使いません。

卵はそのときの好みで、ゆで卵や目玉焼き、スクランブルエッグ、オムレツにします。1食で20～25gのたんぱく質を摂るのが理想なので、卵であれば2～3個。卵はバランスよくたんぱく質が摂れるので朝食にはベストな食材なのですが、卵が苦手な方は、チキンやスモークサーモンなどもよいでしょう。ハムやソーセージは酸化防止剤や発色剤などが使用されていないものなら〇Kです。

もちろんパンやご飯などの糖質も朝はできるだけ避けたいもの。起き抜けの空っぽのおなかに入れると一度に糖分が吸収されて、血糖値が跳ね上がってしまいます。また、水分も控え目に。食事中に水分を摂りすぎると消化の邪魔になり、特にたんぱく質を分解しにくくします。水分は100㎖程度で十分。僕はエスプレッソを一杯食後にいただきます。

元気に一日のスタートを切るためにも「朝食に何を食べるか」はとても重要。整理すると、オーガスト流の主なポイントは3つです。

- 緑の濃い葉野菜を〝生〟で摂る
- エクストラバージンオリーブオイル、またはごま油などの良質な油をたっぷり摂る
- 卵でたんぱく質を摂る

忙しい朝にサラダを用意するのが面倒！　という人はベビーリーフを活用するのもおすすめ。また、買ってきた野菜をまとめて洗い、スピナー（水きり器）できっちり水をきり、酸化を防ぐためにレモンを軽く絞ってスピナーごと冷蔵庫に入れておけば3日くらい新鮮さをキープできるので、そのままお皿に盛りつけるだけですみ、手間もかかりません。

野菜は季節外れのものを無理に入れる必要はありません。なるべく無農薬のものを選び、塩も岩塩ではなく、天然の海塩を。オリーブオイルは葉野菜一枚一枚にオイルがかかるくらい、たっぷりかけてください。

忙しいときはベビーリーフや小松菜などのスムージーでもOK。生卵やプロテインパウダーなどを入れれば、たんぱく質も摂れてよりベターです。ただし、1章でお話ししたように果物は糖質が多いので、果物を入れる場合は甘みの少ないラズベリーやキウイを選び、量も全体の2割までに控えましょう。

3

食事で若返る！
実践編

一般の乳製品は摂らなくていい

1章でも触れましたが、オーガスト流の朝食を見て、「牛乳やヨーグルトは摂らなくていいのですか？」とよく聞かれます。日本人は牛乳をたくさん飲むと背が伸びる、骨が丈夫になると教えられて育ってきましたよね？　でも、僕は普通の工場で加工された乳製品はおすすめしません。というのも理由のひとつは、雑菌を死滅させるために生乳を工場で加熱処理しているから。加熱処理するとたんぱく質を分解する酵素も死んでしまうので、消化されなかった乳製品が腸内で腐敗して、体に悪い害を及ぼすのです。

そもそも実は乳製品のカルシウムは骨を作るのに利用されにくいことがわかっています。なぜなら骨を作るにはマグネシウムが不可欠ですが、牛乳に含まれるマグネシウムはカルシウムのわずか10分の1以下。そのため大部分のカルシウムは体に取り入れられずに排出されますが、そのときに体は「血中のカルシウムが排出されて足りなくなる！」と勘違いして、自分の骨からカルシウムを溶かして供給しようとするのです。せっかくカルシウムを摂ろうと飲んでいるのに、皮肉なことに逆効果とは！

また、この章の後半で解説しますが、乳製品は酸性食品なので、多く摂りすぎるとそれを中和しようとしてアルカリ性であるカルシウムが骨から溶け出しやすくなってしまいます。乳製品が酸性になってしまうのも、やはり工場での加熱処理が問題で、熱を加えたものは乳製品に限らず、すべて酸性食品になってしまうのです。

ただし、搾りたての牛乳やそれを使った手作りヨーグルトなど、加熱処理をしていない乳製品はアルカリ性で酵素も生きている良質なたんぱく源ですし、皮膚のターンオーバーのために必要なＥＧＦという希少な天然ホルモンが摂れるのでとてもおすすめできる食品です。

チーズ専門店などで買える、加熱処理していない生乳を使ったイタリアやフランスのチーズは僕も食べますし、日本にも実はおすすめできる牛乳がひとつだけあります。日本で唯一、加熱殺菌していない「想いやり生乳」。熱をいっさい加えていない搾ったままの生乳なので、酵素も乳酸菌も生きたままで良質なたんぱく質を摂ることができます。化学飼料などの不健康なエサや環境で育った乳牛も多い中、こちらは無農薬・無肥料の牧草と自然の中で育った健康な乳牛だから牛乳の味も格別！　気になる方はぜひ試してみてください。

果物は糖度の低いものを選んで食べる

1章で果物の摂りすぎが体によくないと書きましたが、びっくりした女性は多いのではないでしょうか？　確かに世界中、どこの国でも果物が体に悪いものだとは言われませんよね。果物に含まれる果糖は、血糖値を急激に上げることがないので、インスリンの分泌に影響しないのが特徴です。そのため、糖尿病患者の食事に果糖が使われることもあるのですが、一方で、果糖は小腸で吸収され、肝臓でブドウ糖に変換される際にグリセルアルデヒドという物質を作り出します。これが中性脂肪の合成を促すため、**果糖は体内で中性脂肪に変わりやすいという特性を持っているのです。**

カリフォルニア大学が２００９年に、果糖の影響についてある実験を行いました。砂糖のみを入れたドリンクを飲むグループと、果糖のシロップを入れたドリンクを飲むグループの2つに分け、それぞれ毎日コップ1杯ずつドリンクを飲んでもらい体の変化を調べたところ、体重はどちらも同じように増加したものの、**果糖のドリンクを飲んだ人たちだけ、おなかまわりの脂肪が増えてしまったのです。**

中性脂肪が増えると肝臓の働きが悪くなり、食事から摂った栄養を体が使えるようにする代謝機能やコレステロールの調整、解毒といった本来の機能に影響を及ぼします。また、カナダのクイーンズ大学の研究では、果糖を多く摂る人は果糖を摂らない人に比べてＡＧＥｓが10倍にも増えたとの結果も出ています。ＡＧＥｓとは、たんぱく質にくっついて、まるでカラメルのように固めてしまう物質のこと。とりわけ肌のエラスチンやコラーゲンに大きなダメージを与え、たるみやシミなどの原因になります。さらに最近では果物の摂りすぎが、膵臓にダメージを与えるということがわかり、注目を集めているのです。

　ここまで言われるとヘルシーだと思っていた果物のイメージが変わりませんか？といっても、果物を絶対食べてはいけないわけではありません。果物の一部は酸性に傾きがちな食事に役立つアルカリ性食品ですし、食物繊維も豊富なので少量食べるには問題ありません。**でも、いくら血糖値に影響しないといってもやはり糖度の高いものは食べすぎないようにしてください。また夜に果物を食べるのは控えましょう。**左ページの表を参考に、なるべく甘みの少ないものを選び、量も一日こぶし1個分程度に抑えるようにすれば大丈夫です。

果物には糖度が
低いもの、高いものがある！

基本的には、食べたときに酸味を感じるものは糖度が低いものです。ただ、最近は全体的に糖度を上げたものが増えてきているので、注意が必要です。そして糖度が高いものもまったく禁止というわけではなく、意識してなるべく頻度を抑え、量を控え目にすればいいのです。

糖度がとても低い

アサイー(無糖タイプのピューレ)、アボカド

糖度が低い

グレープフルーツ、ラズベリー、いちご、
すいか、梨、パパイヤ、ネクタリン

糖度が中間くらい

りんご、アプリコット、ブルーベリー、キウイフルーツ、
メロン、オレンジ、みかん、桃、洋梨、パイナップル、プラム

糖度が高い

バナナ、ダークチェリー、柿、マンゴー、ざくろ、いちじく、ぶどう

糖度が非常に高い

デーツ

参考文献：USDA Natural Agricultural List

炭水化物は自分のこぶし1個分に

これまでも「糖質が老化を早める」と繰り返しお話ししてきましたが、毎日の食事の中で糖質の大きな割合を占めるのが炭水化物。日本人は昔からご飯や麺類を主食としてきましたから、それをいっさい口にするなというのは辛いですよね。僕が言いたいのは、炭水化物を絶対食べてはダメ、ということではありません。僕自身、お寿司が大好きですし、ラーメン屋さんの前を通ると無性にラーメンが食べたくなることだってあります。生きる楽しみまで奪われてしまうような気になるほど我慢するのは、むしろストレスになってナンセンス！　食べる量にさえ気をつければ、血糖値への影響も最小限に抑えることはできますし、糖質が老化を早めるという知識を持っていれば、食事に対する気の使い方も違ってくるはずです。

炭水化物を摂る際の理想的な量は、1回の食事につき自分のこぶし1個分が目安。ご飯はもちろん、パスタ、うどんなどの麺類もおよそこぶし1個分というのが、血糖値が急上昇しないためのぎりぎりの量です。「量が同じならまとめて食べても同じでしょう?」なんて朝に炭水化物を抜いたからといって、昼食でまとめて食べるようなことはしないでくださいね。それでは血糖値がドン! と跳ね上がってしまい、まったく意味がありません。一日の摂取量で考えるのではなく、1食ごとに摂る量を制限することが血糖値の上昇をゆるやかに保つ秘訣です。

また、野菜に含まれる食物繊維は糖質の吸収を抑えてくれる効果があるので、野菜を先に食べ、魚や肉などのメインディッシュへと続き、炭水化物は最後に摂るように心がけるのも血糖値を上げないための賢い食べ方です。甘いものが我慢できない人も、週1回くらいならまったく問題なし。ただし、ケーキをホールごと一度に食べるなんて過食は厳禁。添加物や悪い油が使われているスナック菓子などは血糖値の問題以上に体に悪いので避けましょう。僕は週1回のご褒美として、子供たちとレストランで食事をするときなどにデザートを頼み、甘いものを美味しく楽しんでいます。

1回の食事で炭水化物はこぶし1個分。ただし夜は炭水化物や甘いものを食べない。デザートや甘いものは週1回のご褒美に。この3つのルールを守れば、必ず体にいい変化が現れるはずです。

ランチはサラダをたっぷり、焼き魚なら2枚に！

昼食も基本は朝食と同じ。お皿半分以上の葉野菜のサラダと、たんぱく質である肉や魚を摂ることが必須です。でも昼食はお弁当を作る余裕もないし、外食だからなかなかバランスのいい食事をすることは難しい……と思う方も多いかもしれませんね。僕も昼食はビジネスランチやオフィス近くのお店で外食することがほとんど。それでもなんとか工夫しています。

まず、僕がよく行く定食屋さんでは、魚定食を頼んでご飯を断り、代わりに焼き魚を2枚にしてもらいます。小さな魚の切り身だと1枚ではたんぱく質がやや足りないのですが、これなら糖質もカットできるうえに、たんぱく質もしっかり摂れて一石二鳥。また、行きつけのレストランでは、葉野菜をたっぷりお皿に盛って、ドレッシングではなくオリーブオイルをかけるようにお願いし、シンプルにグリルした肉や魚をチョイスしています。

もちろんお店にもよると思いますが、忙しい時間を外してお願いしたり、コミュニケーションを取って顔を覚えてもらうと、案外対応してくれるものですよ。今ではテーブルにつくと自動的に「オーガストメニュー」が出てくるようになりました（笑）。

一番注意してほしいのは、丼物やデザートつきのパスタランチ。野菜が少なく、血糖値を跳ね上げてしまう炭水化物がメインの食事です。僕の経験上からも、昼に炭水化物をたくさん食べてしまうと、午後眠気が襲ってきたり、集中力がなくなったりして仕事の能率も下がりますから、くれぐれも炭水化物に偏った食事は避けてくださいね。ランチのパスタは120gくらいと多すぎることがほとんど。理想はこぶし1個分で60gくらいです。パスタでおなかを満たすのではなく、サラダや肉、魚料理と組み合わせて、バランス良く食べるようにしましょう。

ランチタイムはお店も忙しいのでリクエストを聞いてもらえない場合は、サラダをプラスしてオーダーするなど工夫してみてください。また、カロリーが気になるからといって、おにぎりだけやサラダだけですませるのもよくありません。脳にしっかり栄養を行き渡らせることで午後の仕事もはかどりますし、昼食をきちんと食べないとすぐに小腹が空いて、おやつに甘いものをつまみたくなってしまいますから。もちろん、食品添加物や悪い油が多く使われているカップ麺やコンビニ弁当などは食べないようにしましょう。

天然の抗酸化サプリ、ナッツをおやつに

理想的な食事は一日3食。そして、昼食と夕食の間におやつを挟むことも忘れずに。というのも、空腹時間が長いと、脳が〝飢餓状態〟と判断して脂肪を溜め込もうとするので、太りやすくなるからです。ただし、おやつといっても、スナック菓子や甘いものはダメですよ。僕がおすすめするのはナッツ。抗酸化成分のビタミンEを多く含むナッツは良質の油が豊富で繊維質も多く、少量ですがたんぱく質も摂れる栄養ぎっしりの食材。アーモンドやくるみにはアルギニンという血流をよくする成分も含まれていますし、ナッツは体にも肌にもいい、まさに天然のサプリメント！　皮の部分に抗酸化成分のポリフェノールが含まれているので、皮つきのもの、バターや塩などで味つけしていないものを選びましょう。

僕は皮つきのアーモンドやペカンナッツ、くるみ、ココナッツなどを混ぜたものをいつもビニールのストックバッグに小分けしておいて、小腹が空いたら、おやつ代わりにつまみます。「ナッツはカロリーが高いのでは？」そんな声もよく聞きますよ

ね。確かにナッツは油分が多いためカロリーが高いのですが、ナッツに含まれる良質の油や栄養素はむしろダイエットにも効果的。ナッツは噛みごたえがあり、少量でも満足感が得られるうえに腹持ちがよいので、間食を欲しがらなくなりますし、夕食の食べすぎも防いでくれますよ。

忙しいときの夕食はスーパーの刺身パックを活用

夕食は加熱していない生の食べ物=ローフードがベストです。その一番の理由は消化にかかる負担が少ないから。

生のものは、抗酸化成分などの栄養素はもちろん、酵素が摂れることが大きなメリット。この酵素が消化吸収を助ける働きをしてくれます。ということは、消化吸収に使われるエネルギーを節約できますから、その分、体の回復やホルモンバランスの調整などにエネルギーを回すことができるのです。僕が生の葉野菜にこだわるのもまさにこのため。肉や魚など動物性食品にも抗酸化成分や酵素が含まれているので、これらもできるだけ生の状態で食べるのが理想的です。逆に言えば、揚げ物や焼き肉、加工食品など、消化に負担のかかるものばかりを食べていると、体は消化に力を使い果たし、ほかのことにまで手が回らなくてメンテナンスがおろそかになるのです。

特に成長ホルモンの分泌がピークになる睡眠時に備えるために、少なくとも夕食だけは炭水化物を避け、できるだけ生のもの、もしくは生に近い状態のもの中心の食事を心がけましょう。

ちなみに僕は夕食には魚の刺身を好んでよく食べます。オリーブオイルをかければカルパッチョにも！　ただし、刺身の中でマグロとサーモンは要注意。残念なことに日本人の大好きなマグロとサーモンはいまや健康への影響が心配される食品になりつつあるのです。それは海の環境が破壊され、大型の魚の水銀汚染が進んでいるため。サーモンは、遺伝子組み換えによる養殖が増えていることも懸念されるので、天然のものを選ぶようにしましょう。

また、肉はO157が問題になったこともあり、生で食べることは避けたほうがよいので、軽く火を通した焼きとりやしゃぶしゃぶ、牛肉のタリアータのように表面だけを軽くあぶったものなどがおすすめ。レストランでは、牛肉やラムのステーキなども好んでいただきますが、この場合もウェルダンではなく、完全には火を通さないミディアムレアかレアでオーダーしています。これに葉野菜のサラダをたっぷりプラスすれば完璧！「野菜だけのほうが消化がよいのでは？」と思うかもしれませんが、生の魚や軽く火を通した肉であれば酵素は含まれていますし、良質な必須アミノ酸をバランスよく摂取するためには動物性たんぱく質が必要。魚の刺身なら約200g、焼きとりなら約80g（2～4本）で1食に必要なたんぱく質を摂取することができます。

事実、僕も夕食をローフードに切り替えたところ、どんなに疲れていてもぐっすり眠れ、翌朝はすっきり目覚めることができるようになりました。消化が早いので、おなかが空きすぎて今では自然と朝6時には目が覚めてしまうほど！　すっかり空腹になっているので、朝食もしっかり食べられるようになりました。「食欲がなくて朝は何も食べられない」という人は、夕食に炭水化物や消化に負担のかかる食べ物を摂っているせいで、眠っている間の回復がきちんとできていない可能性もありますよ。

毎日ローフードにするのは難しいと思われがちですが、例えば魚の刺身ならスーパーで買ってくるだけですむので手間もかかりませんし、軽く火を通すだけなら調理時間も短縮できます。外食のときもほんの少し意識してメニューを選べば簡単に取り入れることができるので、むしろ忙しい人にこそローフードはうってつけ。ぜひ活用してみてください。

寝る3時間前までならお酒もOK。食事と一緒に楽しんで！

「お酒は絶対ダメ？」という質問も多いのですが、実は僕もお酒が大好き！　特にワインが好きなので、夕食には赤ワインを2〜3杯いただきます。

お酒がすべてダメというわけではなく、避けたほうがいいのは糖質が多いビールと日本酒です。仕事が終わって空腹状態でとりあえずビールで乾杯しようものなら血糖値が急激に上がって確実に太ります。ワインも白ワインやシャンパンなどは糖質が多めなので飲みすぎないようにしてください。体への負担が軽いのは食物繊維が豊富な赤ワイン。赤ワインのボトルの底を見ると澱《おり》がありますが、それが果糖の吸収を邪魔して血糖値の上昇を防いでくれます。

また、ぶどうの皮には抗酸化成分のポリフェノールがたっぷり含まれているのもメリット。特にタンニンが多く含まれているのは、フランスのコート・デュ・ローヌのシラーやカベルネ・ソーヴィニヨン、イタリア・カンパニア州のアリアニコなど。暖かい気候で栽培されたぶどうは紫外線を防ぐために皮に厚みがあり、繊維質も豊富です。ワインが合わない和食の場合は、糖質を含まない蒸留酒の焼酎を選ぶといいでしょう。

ただし、夕食にお酒を飲みすぎるとインスリンが大量に溢れ、成長ホルモンの分泌も阻害されてしまいますから、グラス2～3杯を限度に、少なくとも寝る3時間前には飲み終えましょう。そして、急激に血糖値を上げないようにお酒は食事と一緒に飲むことも大切です。

サラダを毎食食べて体をクレンジングする

オーガスト流の食事では、緑の濃い生の葉野菜をたっぷり食べることが何よりも大事なポイントです。先日、電車に乗り合わせた40代くらいの男性をふと見たら、びっくりしたんです。肌のツヤがなく、顔色も血液が巡っていない感じで、色も質感もまるで段ボール！　肝臓が弱っているようにも見えましたが、そんな状態になってしまうのは、やはり体の中が汚れているせい。

私たちは排気ガスやあらゆる化学薬品に囲まれ、食べ物からも農薬や添加物、重金属などを知らぬ間に取り込んでいて、体内には活性酸素や毒素が溜まっていきます。これらはどんなに気をつけていても、口を開けるたびに入ってくるものですから、歯を磨くことと同じように毎日きれいにしてあげることが大切。**つまり、体の中を毎日欠かさずクレンジングしてあげることが健康と若返りのための第一歩なのです。**

そのためには、緑の濃い生の葉野菜を摂ることが、とても重要です。ベビーリーフや水菜、ルッコラ、パセリ、バジルなど、できるだけ緑の色の濃いものがいいですね（自然農法以外のほうれんそうは酸性が強いので食べないほうがベター）。

なぜなら、こうした葉野菜にはビタミン、ミネラル、抗酸化成分など、アンチエイジングに必要な栄養素のほとんどが含まれているからです。生のままだと消化吸収に役立つ酵素も摂れますし、さらに注目すべきは、クロロフィル（葉緑素）と食物繊維が豊富なこと。緑の濃い葉野菜に多く含まれるクロロフィルは体内の毒素を排出してくれる効果に優れています。スピルリナや大麦若葉の青汁が、水銀などの有害な重金属を排出するというデータもあり、アメリカのジョンズ・ホプキンス大学では、「クロロフィルが豊富な緑の野菜の摂取が多い人はガンの発生率が低い」という論文も発表されています。

もうひとつ、毒素を排出するのに役立つのが、お通じをよくする野菜の食物繊維です。食物繊維は穀物にも含まれていますが、穀物の食物繊維は腸内の水分を吸ってしまうため便が固くなり、かえって便通を悪くする場合も。一方、葉野菜の食物繊維は腸内でもみずみずしいままなので、腸管がヌルヌルの状態になって便をスムーズに排出してくれるのです。

「毎日お通じがあるから便秘じゃない」と思っている人も、一日1回では少ないくらい。本来、便通は一日2〜3回が理想です。有害物質の多くは便に含まれていますから、特に便秘になりがちな女性は葉野菜を意識的に摂って体の中からデトックスしましょう。

実際、僕の食生活を大きく変えたのも、38歳の頃に飲み始めた青汁がきっかけでした。1ヵ月もすると変化が現れ、いつも感じていた疲れが消えて体も軽くなり、パワフルに一日を過ごすことができるようになっていたのです。それからの僕は、まさにNo salad, no life!（サラダのない人生なんてありえない）。デトックス効果で肌の色ツヤもよくなるので、段ボール顔の男性にも教えてあげたかったですね。**皆さんも朝食に限らず、毎食サラダを取り入れることをぜひ習慣にしてみてください。**

葉野菜だけでは足りないたんぱく質。卵、肉や魚でしっかり摂って

毎食に葉野菜を取り入れることがオーガスト流のポイントですが、サラダだけでは足りないものがあります。それはたんぱく質。朝食に僕が必ず卵を食べるのも、体のあらゆる細胞の材料となるたんぱく質を朝からしっかり補うためです。

特に卵は必須アミノ酸のバランスが完璧で、他の食材にはない栄養まで手軽に摂れるスーパーフード。脳の発達を促すコリンという栄養素を含むほか、最近ではダイエットにも効果があると言われていて、**卵の栄養素が空腹のサインを出すグレリンというホルモンの働きを抑制して脳に満腹感を与えるので、食べすぎを防いでくれることもわかっています。**コレステロールもまったく心配ありませんから、皆さんも朝は卵をしっかり摂って、アンチエイジングに役立ててくださいね。

ただし、注意したいのは、1回の食事で体が消化吸収できるたんぱく質の量には限度があるということ。それ以上に摂りすぎると、処理する腎臓に負担がかかり、アンモニアが急激に溜まって疲れやすくなります。一度の食事でたくさん摂りすぎないよ

うにしましょう。**1回の食事で摂りたいたんぱく質量は20~25g。卵なら2~3個、魚は約150~200g、鶏肉は約80~100g、牛肉は約100~120gで十分です。**また、肉は品質も見極めたいもの。僕が肉を選ぶとき重視しているのは、育った環境。狭いケージに閉じ込められ、自由に動き回ることもできない環境で育つ動物は病気がちになるので、抗生剤を与えられています。エサの安全も気になるところ。例えば、本来であれば牛は生えたばかりのフレッシュな草しか食べません。ですが、いまや肉牛の多くは早く大きく育つように加工された化学飼料を食べ、肉質を柔らかくするためにビールを与えられることもあると聞きます。そうやって育った動物の肉は不健康なので、私たちがそれを食べて健康になるとは思えませんよね。

僕は鶏肉や卵は地鶏のもの、牛肉は牧草をエサとする「グラスフェッド」と表示されているものをできるだけ選ぶようにしています。豚は雑食で、何を食べて育ったかわからないものが多いのであまり選ばないのですが、食べる場合はドングリだけで育てるイベリコ豚のベジョータ、沖縄のアグー豚など品質のしっかりしたものを選びます。一般のスーパーではグラスフェッドなどは手に入れるのが難しいかもしれませんが、できるだけ自然な環境で育てられた健康な食材を選ぶこともアンチエイジングにとっては大切なこと。ぜひ、できることから始めてみてください。

オイルカットはNG!
良質なオイルをたっぷり摂ろう

日本人の多くが勘違いしているのが、「油は太る」「油は体に悪い」という思い込み。カロリーが高いからと、ダイエットのために油抜きしている人もいまだに多いのではないでしょうか?　実は食べた油(脂肪酸)が脂肪に変わるという科学的根拠はなく、僕の経験上でも油で太ることはまずありません。というのも、体にとって脂肪をエネルギーに変えるには手間がかかり負担も大きいため、体は「こんなに使うのがめんどくさいものは、溜めずにさっさと捨ててしまおう」と、不要な油を排出するメカニズムを持っているからです。

油が大切なのは、体のあらゆる細胞膜の材料になるということ。ほとんどが脂肪でできている脳細胞をはじめ、ぬるっとしている粘膜の生成にも脂肪酸が重要な働きをしています。もちろん美肌にとっても油は欠かせません。

ですから、むしろよい油こそ積極的に摂りたいもの。よい油とわざわざ書いたのは、「ただし、油にはよい油と悪い油がある」ということを知っていただきたいからです。

悪い油とは主に2種類。「酸化した油」と「化学的に加工された油」です。スーパーに並んだ揚げ物のように時間が経ったものはすでに酸化しているので要注意。また、体によい油ということで、亜麻仁油や青魚などに含まれるオメガ3脂肪酸が注目されていますが、これらには酸化しやすいという弱点があります。つまりどんなによい油でも時間が経ったり、火を通したりして酸化したものは体によくありません。さらに、化学的に加工された植物油、機能性油、トランス脂肪酸を含むマーガリンなども悪い油。

特にトランス脂肪酸を含むものは悪い油の最たるもので、僕に言わせると食品ではなく〝プラスチック〟！ トランス脂肪酸は血管内で固まりやすく、ラップのように胃や腸に膜を作り、栄養の吸収も妨げてしまいます。特に気をつけたいのは市販のドレッシングやマヨネーズ。これらもトランス脂肪酸が含まれているので、せっかく栄養たっぷりのオーガスト流のサラダを作っても、ドレッシングやマヨネーズをかけてしまっては台無し！　僕にとっては涙が出るほど残念なことですから！　このほか、トランス脂肪酸はスナック菓子やカップ麺などさまざまな加工食品に使われているので注意しましょう。

では、よい油とは？　よい油を見極めるポイントは、熱を加えずに搾っていること。精製していないこと。そして酸化していないこと。油によって栄養成分も違いがあるので、種類を絞らずいろいろな油を用意しておきましょう。例えば、オリーブオイルはヘルシーなイメージがありますよね？　でも、オリーブオイルで高温の揚げ物をしたら台無し！　どんな油でも火を通すほど酸化しますから、調理法によって油を使い分けるのがオーガスト流のポイントです。

生で食べるなら、エクストラバージンオリーブオイル、ごま油などがおすすめ。熱を加えずに圧搾した「コールドプレス製法」のものを選びます。また揚げ物、炒め物の調理には、パーム油やココナッツ油が適任。特にパーム油はクセがなく、どんな料理にも合う万能オイルです。動物性のラードやバターも高温調理に適していますが、不健康な動物からつくられたものも多いので、品質を見極めて選びましょう。

そして、良質なオイルはたっぷりと！　**僕はサラダにかけるオリーブオイルの250㎖ボトルを1週間で使い切るほどたっぷりかけます。それでも太ったりしないので、皆さんもむやみに油を恐れないで。**よい油こそ、若さと美の頼もしい味方になってくれるのですから！

体に悪い油、積極的に摂るべき油をしっかり覚えましょう！

NGの油

化学的に加工された油は、体内に入るとラップのように胃腸に膜を作り、栄養吸収を妨げるので、食事で摂った栄養を台無しにします。昔ながらの圧搾法ではなく、多量の化学物質や水素を用いて抽出された油はすべてNGです。

サラダ油、コーン油、グレープシードオイル、大豆油
などの化学的に加工された油すべて、
マーガリン、酸化した油すべて（揚げ物、スナック菓子、
インスタント食品、ファストフードに含まれる油）

生で使うのにおすすめの油

いずれも加熱処理をせずに圧搾法でとられたもののみOK。亜麻仁油もこのカテゴリーに入りますが、酸化しやすいので種で摂るほうがいいと思います。

オリーブオイル、なたね油、ひまわり油、ごま油

加熱用におすすめの油

強い火を使う調理には動物性の脂、ラードやバターが適しています。植物性ならパーム油やココナッツ油。日本ではオーガニックで質のいいものが手に入りにくいので、海外サイトを利用するのも手です。ココナッツ油は免疫力を高めるラウリン酸が豊富なので、毎日スプーン１杯を生で食べると風邪予防になります。

バター、ラード、パーム油、ココナッツ油、
ごま油（軽い炒め物程度ならOK）、
オリーブオイル（弱火の調理ならOK）

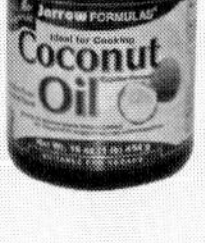

Jarrow Formulas,Organic Coconut Oil
ココナッツの香りがないので、料理に使いやすいタイプのオイル。
iherbというサイト（http://www.iherb.com）で10ドル前後で販売されています。

ハーブとスパイスをもっと活用しよう

「毎食サラダで飽きませんか?」と聞かれることがあります。実際、僕は野菜もいろいろな種類を組み合わせて食べるので飽きることはまったくないのですが、そんなときに活用したいのがハーブやスパイス。使う種類により味が変わり、料理のバリエーションも増えますし、実は積極的に取り入れたい素晴らしいアンチエイジング食材でもあるのです。

ハーブはいわば雑草。畑や庭の手入れをした経験がある方はご存知かと思いますが、庭でハーブを育てていたら、ミントが他の植物を押しのけて育ちすぎてしまい、ミントだらけになってしまったことがあります。そばに生えている植物が育たなくなるくらい、**ハーブは生命力が強く栄養豊富な植物です。**

料理に使いやすいものの中で特におすすめはパセリ。ハーブの中でもパセリはポリフェノールたっぷりでデトックス効果が満点! 特に最近注目されているPQQという成分が豊富で、PQQは細胞内のミトコンドリアをダメージから回復させる力を持っています（ピーマンにもＰＱＱは豊富！）。イタリアンパセリは苦みも少なく、サラダには最適です。

また、ローズマリーも栄養豊富。ラムのローストなどの香りづけに使われることが多いハーブですが、僕は細かくちぎってサラダにまぶし、そのまま生でも食べてしまいます。生でローズマリーを食べるというと「えっ!?」と驚く方もいますが、すごく味に深みが出ますよ。

アンチエイジングにはクローブ、ナツメグも外せません。クローブはスパイスの中で抗酸化力が一番強く、疲労回復効果が抜群。ナツメグはスクランブルエッグなど卵料理の仕上げにかけても美味！　さらに、僕が日頃愛用しているスパイスがターメリック（ウコン）です。ターメリックは二日酔いに効くことがよく知られていますよね。クルクミンというポリフェノールが肝臓の機能を強化してくれるからですが、クルクミンはこしょうと一緒に摂ることで吸収率が高まりますので、組み合わせて使うことがポイントです。

ぜひ皆さんもハーブやスパイスを毎日の食事に取り入れてみてください。

アンチエイジングに効く
僕のおすすめスパイス

クローブ

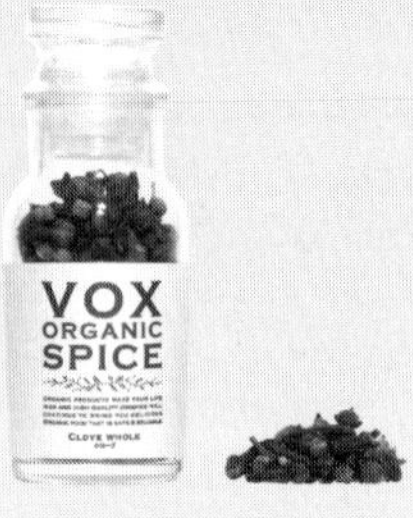

インドネシアやスリランカ、ドミニカが原産国。スパイスの中では抗酸化力が一番強いので、アンチエイジング効果抜群！　肉の煮込み料理に使うほか、僕は生のまま食べて口臭を防ぐブレスミントとしても愛用しています。独特の香りがあるので、他のスパイスとブレンドするといいですね。

唐辛子

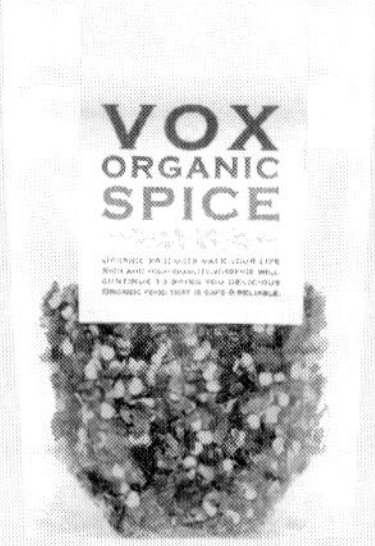

原産は中南米。カプサイシンという辛み成分が含まれ、それがアドレナリンの分泌を活性化させ、発汗を促すので体内循環がよくなります。摂りすぎはおなかによくないのでは、と思われがちですが、実は胃腸の消化機能を改善し、摂取を続けることで活性酸素からのダメージも防ぐのです。日当たりがよい場所で育ちやすいので、家でハーブのように手軽に育てるのもおすすめ。もちろん乾燥したものでもOKです。

こしょう

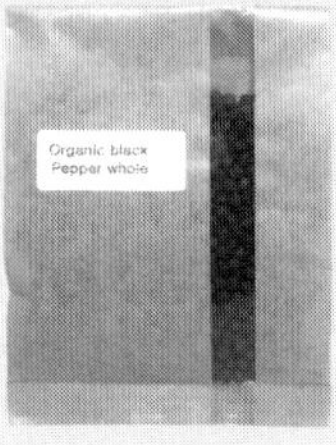

含有している辛み成分のピペリンは血液の循環をよくして、カロリー消費の効果もあり。スープ、ピクルスなどには香りづけにホール（粒状）のまま使うと風味が増します。ホールを挽いた直後が最も香り豊かなので、ペッパーミルを使って、食べる直前に挽きたてを料理に加えるのがおすすめです。

野菜以外で抗酸化力が強いのが実はスパイス。これを取り入れない手はありません！　ここでは、特にアンチエイジング効果の高いおすすめスパイスをご紹介します。料理にぜひ駆使してみてください。スパイスをまんべんなく摂れるインドカレーもアンチエイジングには効果的。ただし、もちろんご飯やナンは控え目にしてくださいね（笑）。

ターメリック

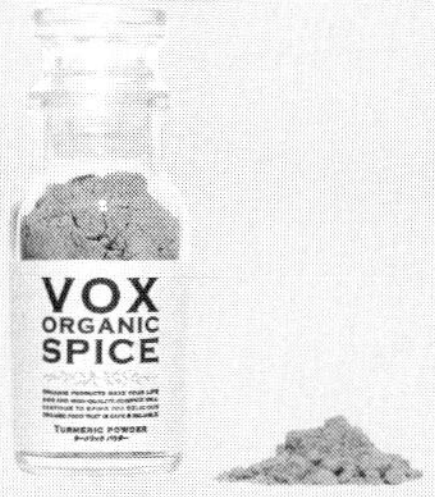

日本名はウコンで原産国はインド、インドネシア。健康食品としても注目され、コレステロール値を下げる効果もあります。ターメリックに含まれるクルクミンは吸収率が悪いので、必ずこしょうを混ぜて吸収率をアップさせます。僕も朝飲むベジパワープラス（P132）に小さじ１杯のターメリックと黒こしょうを５回ぐらい挽いたものを混ぜて飲んだりします。ただし、摂りすぎは肝臓に負担をかけると言われているので、ご注意を。一日２～３gまでにしてください。

シナモン

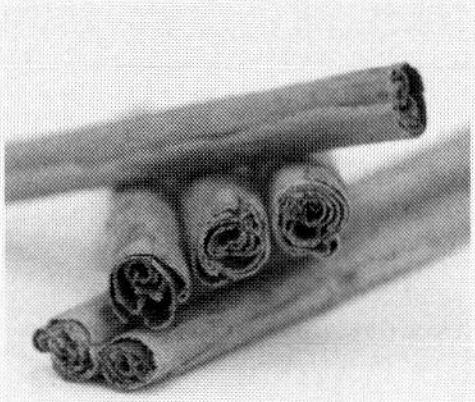

原産国はスリランカ、南インド。血糖値を下げる効果があり、ダイエット中に摂取するのもおすすめ。スティックのものと粉末状に加工したパウダーのものがあります。独特の甘みと香り、そしてかすかな辛みがあり、カプチーノなど飲料の香りづけにも使われます。もちろん、カレーやチャイに入れてもGOODです。紅茶に小さじ１杯入れたり、生乳に混ぜてシナモンミルクにするのもおすすめです。

オーガニックスパイスを買うなら

僕がいつも利用しているのがVOXSPICE。世界中のオーガニックのスパイスとハーブを扱うショップで、信頼できる生産者による質の高い商品を、手頃な価格で買えるのが魅力です。 http://www.voxspice.jp

食品添加物は知らぬ間に老化を進める毒

健康や美容への意識が高まり、食品を買うときにパッケージの表示を真っ先に見る人も多いでしょう。でも、加工食品のほとんどは食品添加物が使われていて、入っていないものを探すほうが難しいのではないでしょうか？　**私たちが何気なく口にしている食品添加物の多くは、アンチエイジングによくないだけでなく健康そのものを害する毒なのです。**

例えば、人工甘味料として幅広く使われているアスパルテーム。これは、砂糖の100～200倍もの甘みを持ち、カロリーとして吸収されずに排出されるため、ダイエット食品や低カロリー飲料、キャンディ、ガムなどありとあらゆる食品に使われています。ですがFDA（アメリカ食品医薬品局）は、「1981～1995年の間に、体調不良を訴えた人たちの75％が、アスパルテームの含まれた食品・飲料を摂取していた」との報告を挙げました。アメリカでは多くの医師がアスパルテームの危険性を警告していて、頭痛、倦怠感、睡眠障害、鬱病、脳へのダメージなどの原因となると言われています。また、同じ人工甘味料のスクラロースも同様の報告があり、アメリカの医学雑誌（Journal of Toxicology and Environmental Health ２００８年９月号）ではスクラロースを摂取すると、「善玉菌にダメージを与える」「栄養または薬の吸収を妨げる」「体重増加につながる」と発表しました。

実はスクラロースは、新しい農薬を作る研究過程でできた偶然の産物で、農薬から食品にスイッチして製品化されたものなのです。**農薬を口にしていると思うとゾッとしますよね。でも、人工甘味料となるとほとんどの方が躊躇なく口にしてしまうから不思議です。**

同じ商品を買うならカロリーの低いもののほうが体によさそうに思い、ほとんど無意識に食品を選んでいる人も多いのではないでしょうか？〝口に入れられる食べ物〟というだけで安心し、ガードが甘くなってしまうのが食品添加物の落とし穴。こうした毒で日々体の中を汚してしまうと、ホルモンや免疫などのバランスが乱れて老化が進み、さらには体調を崩して病気を招くことにもつながるはずです。

まず、「自分が食べているものが何でできているのか」に意識を向けること。そして加工食品は避け、できる限り自然な環境で育てられた〝健康な食品〟を選ぶことを心がけたいものです。

絶対に避けるべきワーストフード3

ここで、僕が考える「体を老けさせる食べ物」の代表をお教えしましょう。

ひとつはドーナツ。原料の小麦粉は炭水化物=糖質です。昔の小麦粉は、人間の手で麦をひいて粉にしていたので、糖分の吸収を防ぐ食物繊維が残っていたのですが、今のように機械で細かく粉砕された小麦粉にはほとんど食物繊維がなく、糖分をすぐに吸収して血糖値を上げてしまいます。その精製された小麦粉にトランス脂肪酸を含むショートニングや大量の砂糖、化学調味料を入れ、さらにそれを油で揚げたり、高温のオーブンで焼いたりしてわざわざ酸化させています。しかも中には、添加物まみれのクリームやチョコレートなどをトッピングしているものもありますよね。ドーナツは、まさに活性酸素の塊のようなものなのです。

2つ目はフライドポテト。野菜の中にはいくつか摂らなくていいものがあります。その代表がじゃがいも。理由は食物繊維が少なく糖質が多いからです。ドーナツと同じように油で揚げて酸化させていることに加え、ファストフード店などのフライドポテトには、大量の化学調味料が使われています。これが脳に〝美味しい〟と感じさせるような刺激を与えるので、クセになってますますやめられなくなるのです。さまざまな研究から化学調味料は脳の神経を麻痺させると懸念されています。

3つ目は日本人が大好きなマヨネーズです。 僕が言うのは、健康な卵とよい油で手作りした本物のマヨネーズではなく、偽物のマヨネーズ。市販のマヨネーズの多くは、原材料となる油にトランス脂肪酸が含まれています。加工された食用油は、製造の過程で植物に含まれる抗酸化成分が失われてしまうので、酸化を防ぐために水素を添加するのですが、そのときにトランス脂肪酸が生成されるのです。

トランス脂肪酸は、血中の悪玉コレステロールを増やし、肥満や生活習慣病の原因になります。油脂類のマーガリンやショートニング、ファットスプレッドなどはトランス脂肪酸を含む食品としてよく知られていますが、**マヨネーズがトランス脂肪酸を含むと聞いて意外に思う方もいるかもしれません。しかし、農林水産省も「トランス脂肪酸含有量の多い傾向にある食品」として、マヨネーズを挙げています。** もちろん、オーガスト流のサラダにマヨネーズは絶対にＮＧ！

何にでもマヨネーズをかけてしまう人、今すぐそのクセはやめて！

酸性食品で骨がスカスカになっていく

この章の前半に、僕が乳製品をおすすめしない理由をお話ししましたが、もうひとつの大きな理由は乳製品は骨を弱くする「酸性食品」だからです。

ピンとこない方も多いと思いますが、健康科学に基づいた研究から、食品には酸性とアルカリ性があり、体の中で消化した後の酸性度＝pH値によって、酸性食品とアルカリ性食品に分類されます。酸性食品とは、簡単に言えば体を酸化させる食品。肉、ハム・ソーセージ、魚、卵、穀物、砂糖、牛乳・乳製品、アルコール、ドライフルーツ、コーヒーなどがその例で、トランス脂肪酸を含むマーガリンやマヨネーズ、加工食品などはさらに酸化を進める超酸性食品です。

一方、その酸化を中和してくれるのが、アルカリ性食品。野菜、海藻、アーモンド、くるみ、エクストラバージンオリーブオイルなどが挙げられます。野菜の中でもじゃがいも、とうもろこし、自然農法ではないにんじんとほうれんそうは酸性食品ですが、それ以外のほとんどの野菜はアルカリ性食品。「酸っぱいレモンは酸性食品ね？」と思うかもしれませんが、食品自体のpH値ではなく、あくまで体の中に入った後のpH値で分類されていますから、レモン、グレープフルーツはアルカリ性食品になります。

ところが、本来はアルカリ性食品の野菜なども火を通したり、加工したりするとたちまち酸性食品になってしまうのです。実は私たちが口にするほとんどの食事は酸性食品。例えば、素敵なレストランでのディナー。シャンパンに合わせた前菜は野菜と帆立てのグリル、野菜スープ、メインは牛ヒレ肉のステーキで、デザートにエスプレッソまで美味しくいただいたとします。素材も味も素晴らしかったかもしれませんが、野菜にも火が通っていますから、これらはすべて酸性食品となってしまいます。一般的な牛乳やヨーグルトなどの乳製品も、材料となる生乳を工場で加熱殺菌しているため、酸性食品に分類されるのです。

では、なぜ酸性食品がよくないのか。酸性食品ばかりに食事が偏ると、活性酸素が増えて体の酸化が進み、酸からのダメージを内臓が受けないようにするため、内臓に脂肪がつきやすくなります。そして一番の弊害は骨を弱くすること。体の中は、酸性とアルカリ性のバランスを保つように働いていて、血液中のpH値が酸性に傾くと、それを中和しようとしてアルカリ性である骨のカルシウムを放出してしまうのです！

ヘルシーな野菜も火を通してしまっては骨がスカスカに……そう聞くと驚くかもしれませんね。

しかし、誤解しないでいただきたいのは、僕が言いたいのは酸性食品を摂らないようにしよう、ということではありません。アルカリ性食品だけを摂ろうと思ったら完全なベジタリアンになって毎食ローフードを実践するしかありませんが、ほとんどの人にとっては現実的ではありませんよね。それに、たとえ酸性食品であっても肉や魚、卵などは良質なたんぱく質を得るために必須です。ただ、前述したように私たちの食べているものはほとんどが酸性食品。体も酸性に傾きやすくなりますから、ぜひ意識してアルカリ性食品を積極的に取り入れていただきたいのです。

僕の場合、肉を食べるときは肉の3倍の量の生の野菜を食べる、ミネラルウォーターをアルカリ性の水に替え、レモンを絞って飲むなどの工夫をしています。オーガスト流で「お皿の半分以上を緑の濃い葉野菜のサラダに」とすすめているのも、まさしくアルカリ性食品を酸性食品以上にたっぷり摂りたいからです。

特に緑の濃い葉野菜のサラダはデトックス&抗酸化&アルカリ性食品と、三拍子揃ったいいことずくめの一品。これなら誰でも簡単にできますから、さっそく今日の食事から取り入れて、酸性食品ばかりに偏らないように心がけましょう。

酸性・アルカリ性食品とは？

体温が36℃前後で保たれているように血液中のpH値も7.3 ～ 7.4で保たれています（中性は7pH）。ところが酸性食品を食べると脳が「血液が酸性に傾き始めた」と察知し、近くにあるアルカリ性のものを取り出してpH値を整えようとするのです。それが骨に含まれるカルシウムです。また、酸の多い食生活は、酸から内臓を守ろうとして、内臓脂肪がつく原因にも。現代の食生活ではどうしても酸性食品ばかり摂りがちなので、意識してアルカリ性食品を摂るように心がけましょう。

酸性食品

肉類、ハム・ソーセージなどの加工肉、魚介類、卵、穀物、
砂糖、牛乳・乳製品、ビールやワインなどのお酒、
ドライフルーツ、コーヒー、紅茶、人工甘味料、
加工された植物油、マーガリン、炭酸飲料などの清涼飲料水、
冷凍食品、惣菜などの加工食品

アルカリ性食品

野菜、一部の果物（いちじく、グレープフルーツ、レモン、
ライム、みかん、アボカド、ラズベリー、ブルーベリー、
ココナッツ、パパイヤ、キウイ、パイナップル）、アーモンド、海藻類、味噌、
納豆、豆腐、テンペ、レンズ豆、そば粉、きのこ類、
発酵食品（ピクルス、ザワークラウトは除く）、
エクストラバージンオリーブオイル、ごま油、ココナッツ油
＊野菜は加熱するとアルカリ性から酸性に変わるものが多いので注意。

食べ物でシミも防げる

僕は一年中、真っ黒に日焼けしています。地元のニュージーランドに帰ったときは妻や子供たちとヨットに乗ったり、朝から夕方まで庭仕事をしたり……。「その割には全然シミがないですね」とよく言われます。男ですから特別に美白ケアやUVケアなどはしていませんので、やはりそれも食事のおかげだと思っています。**日頃から食事で抗酸化を心がけていると、日焼けのダメージも最小限に抑えることができるのです。**シミやくすみが気になる女性は、ビタミンA、C、Eやポリフェノールなどの抗酸化成分が含まれる葉野菜、ナッツ、スパイスなど、これまで僕がすすめてきた食材を毎日の食事に積極的に取り入れるようにしてみましょう。

また、紫外線が強くなる季節に、集中的に取り入れるとよいおすすめの食材もあります。例えばトマト。トマトに含まれる抗酸化作用の強いリコピンは、「紫外線のダメージから体を守ってくれる」という論文が近年発表されました。トマトのリコピンは熱を加えたほうが吸収率がよいので、焼きトマトなどにして食べるのがおすすめ。

すいかやピンクグレープフルーツもリコピンが豊富な果物です。

さらに日焼けのダメージにはにんじんに含まれるベータカロテンも効果的。ベータカロテンにも抗酸化作用があり、紫外線によって発生した活性酸素を除去してシミの原因となるメラニンの生成を抑制してくれます。ここまで僕の本をまじめに読んでくださった方の中には、「にんじんは糖質も多いし、野菜の中でも酸性食品じゃないの？」と思った方もいるかもしれませんが、にんじんのベータカロテンの含有量は野菜の中でもトップクラス。紫外線対策には外せない食材ですから、日焼けやシミ予防を優先させたい季節にはむしろ摂ったほうがいいでしょう。ただし、市販のにんじんジュースは禁物！　絞ってから時間がたつと酸化が進むので、体に害を及ぼす可能性があります。

そこで、オーガスト流にんじんサラダのレシピを伝授しましょう。エクストラバージンオリーブオイル、りんご酢、塩を混ぜ、せん切りにしたにんじん、クミンシードとよく和え、最後に黒こしょうをかければ完成。どうですか、簡単でしょう？　冷蔵庫で冷やしておくとさっぱりといただけるので、ぜひお試しを！　抗酸化食材を美味しく食べて、きれいを手に入れましょう。

紫外線のダメージを防ぐ！抗酸化レシピ

食事を工夫すれば、紫外線によるシミをできにくくし、また肌をダメージから回復させる力を補うことができるのです。夏に僕がよく作る簡単レシピをご紹介しましょう。

にんじんサラダ

最近のにんじんは糖度が上がっているので、
昔ながらの自然農法で作られたものを選んで！

材料（2人分）

- にんじん……1本
- クミンシード……小さじ1/4
- 黒こしょう……適量
- A
  - エクストラバージンオリーブオイル……大さじ2
  - りんご酢……小さじ1
  - 塩……小さじ1/8

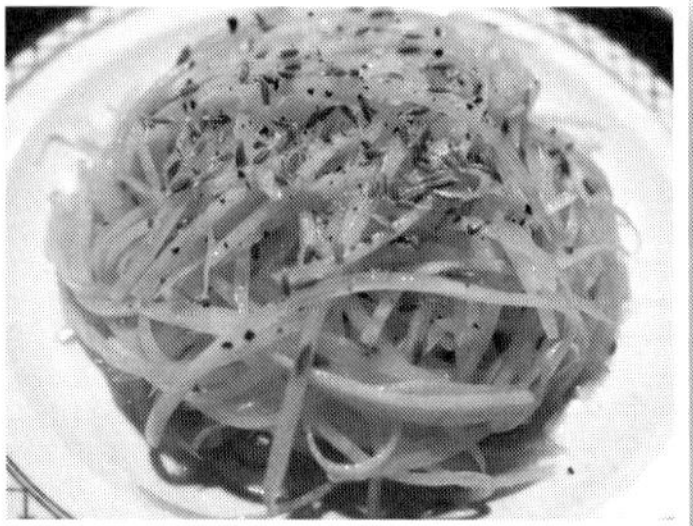

作り方

1. ボウルにAを入れて混ぜ合わせる。
2. Aがよく混ざったら、せん切りにしたにんじんを加えてよく混ぜる。
3. クミンシードを加えてよく混ぜる。
4. 器に盛り、黒こしょうを好みの量だけかける。

グリルドトマト（焼きトマト）

紫外線のダメージから守ってくれる
リコピンは火を通すほうが吸収率が高まります。

材料（2人分）

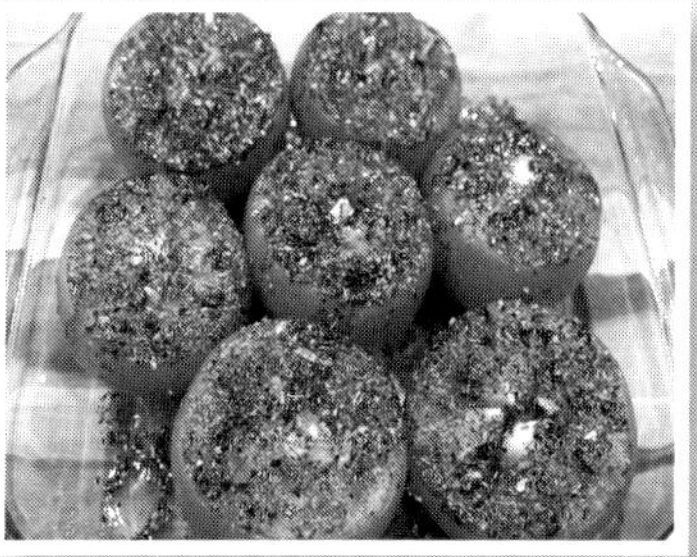

・トマト……2個

・にんにく……1かけ

・塩、粗挽き黒こしょう……各適量

・エクストラバージン
オリーブオイル……大さじ1〜2

・バジル、タラゴンなど
好みのフレッシュまたは
ドライハーブ……適量

＊プチトマトで作っても美味しいです。
その場合は焼く時間を調整してください。

作り方

1. トマトは洗い、水けをふき取る。
2. へたを水平に切り取る。その部分にナイフで深めに
十字の切り目を入れ、にんにくを½かけずつ詰める。
3. 塩、こしょうをし、バジル、タラゴンなどのフレッシュハーブ
またはドライハーブをパラパラとかけて、
最後にオリーブオイルをかける。
4. 170℃のオーブンで30〜40分じっくりと焼く。

3

まとめ

- 朝食はお皿の半分以上は葉野菜のサラダ、残りのスペースに卵などのたんぱく質を。グレープフルーツやアボカドを添えてもいい
- 牛乳、ヨーグルトなどの乳製品は摂る必要なし。ただし加熱処理していないものならＯＫ
- 果物は糖度の低いものを選ぶ
- 1回の食事の炭水化物の量は自分のこぶし1個分まで（夜は控える）
- ランチはサラダとたんぱく質を含む肉や魚をメインに
- 昼食と夕食の間の空腹時間が長くなるのを防ぐため、ナッツをおやつに食べる

3

食事で若返る!
実践編

夕食はなるべくローフードにすると翌朝の体調がよくなる

お酒は寝る3時間前までに。飲むなら赤ワインがおすすめ

毎食、葉野菜のサラダを食べて体をクレンジングする習慣を

適量のたんぱく質を卵、肉、魚からしっかりと摂る

良質なオイルをたっぷり摂る

ハーブとスパイスは、高いアンチエイジング効果あり

食品添加物をなるべく摂取しないよう気をつける

ドーナツ、フライドポテト、マヨネーズは絶対に避けるべき

酸性食品ばかり摂ると骨からカルシウムが溶け出しやすくなる

抗酸化食材を摂ると、シミも予防できる

COLUMN ✣ 3

眠気覚ましに飲んでいた〝一日8杯のコーヒー〟が不要に

糖質オフ生活は、単に脂肪を落としてくれただけでなく、毎朝の目覚めもよくしてくれました。以前は朝、目覚まし代わりにコーヒーを飲み、仕事中も眠気覚ましのコーヒーが手放せなくて、トールサイズのコーヒーを一日中手にしていたのですが……**実は、糖質を摂ることによって血糖値が急激に上昇すると、それを必死に下げようとインスリンが過剰に分泌されて、逆に血糖値を下げすぎてしまうことがあるのです。そうなると、体はガス欠の状態になり、体の機能をシャットダウンしようとして眠気が襲ってきたりします。**その一方で早くガソリンを補給するために「もっと糖分を摂りなさい」と脳は命令を出すわけです。お昼に炭水化物を摂っておなかいっぱいになると、午後眠たくなったりしませんか？　3時に甘いものを食べたくなること、ありませんか？　我慢しようとしても、この脳の命令に逆らうことはどんなに意志が強くてもできないでしょう。**これが「炭水化物や甘いものがやめられない」糖質依存のスパイラルに陥る理由。甘いものがつい欲しくなるのは、長年染みついた体の〝クセ〟のようなものなのです。**「甘いもので疲れがとれる」というのも単なる思い込み。インスリンの分泌量が変動することでホルモンバランスが乱れ、むしろ体は疲れきってしまう。僕がいつも疲れていたのも、眠たかったのも、まさにこのせいだったのです。

August
Anti-aging
Method

4

スキン＆ボディケア
実践編

洗顔料が肌のたるみを作っている

多くの女性が悩む肌のたるみ。2章で糖質の摂りすぎによる〝糖化〟がたるみを招くというお話をしましたが、それ以外に、日々のスキンケアによってたるみを加速させている場合があるのです。

まず、肌のハリに関わるのが皮膚の製造工場である真皮に存在するコラーゲンとエラスチン。「肌はコラーゲンが大事」と思っている方も多いかもしれませんが、それ以上に大切なのがエラスチンです。エラスチンはベッドのスプリングのような役割をしていて、ネットのように張り巡らされたコラーゲンにコイル状に絡みつくことで肌の土台を支え、ハリや弾力を生み出しています。そのスプリングがゆるみ、コラーゲンを束ねる力が弱まることでたるみは起きるのですが、**実は洗顔がエラスチンを傷める大きな原因のひとつになっているのです。**

それは、洗顔料に含まれる界面活性剤。洗浄力を高めるため泡立ちをよくする成分で、主に固形石鹸には水酸化ナトリウム、液体石鹸には水酸化カリウムという石油系の合成界面活性剤が使われています。界面活性剤は、本来は混ざり合わない水と油を結合させるために使われていて、その性質を利用することで油を含む汚れも落とすことができるのですが、問題なのはたんぱく質を分解する作用があること。強いものだと皮膚を溶かして体内に浸透してしまうのです。

洗剤で手荒れしたり、かぶれたりするのもこの界面活性剤のせいだと言われています。中でもラウリル硫酸ナトリウムは非常に毒性の強い薬品。工場などでは扱う際に、ゴーグルとマスクを必ず着用し、窓を開けて換気し、植物などもすべて室外に出す、といったルールがあります。**少量とはいえ、それを毎日肌に塗りたくっているわけですから、そのダメージは推して知るべし。**工場の清掃用にも使われるほど汚れを落とす洗浄力が強いので、必要な皮脂まで溶かされて肌は乾燥しますし、洗顔料に含まれている他の成分と結びつくことで、エラスチンまで破壊してしまうのです。

肌をきれいにするために一生懸命お手入れしていたはずなのに、これではまるで逆効果！　日本では、ラウリル硫酸ナトリウムは洗顔料、シャンプー、歯磨き粉などに幅広く使われていますが、その害は専門家の間では広く知られ、ドイツなど使用を禁止している国もありますから、少なくともラウリル硫酸ナトリウムの入っていない商品を選びましょう。

食用オイルでエイジングケア

それでは、僕が実践するとっておきのスキンケアをお教えしましょう。

実は食用オイルの中に、エイジングケアに役立つと期待できるものがあります。それは大豆油。つい最近まで、傷ついたエラスチンは修復できないとされていましたが、精製していない生の大豆油がエラスチンを守るという論文が学会で発表されました。大豆たんぱくがエラスチンを壊してしまうエラスターゼという酵素の働きを邪魔してくれるというのです。しかもこれは食べ物として摂取するのではなく、直接肌に塗ったほうが効果的。

そこで、2年前から僕はモイスチャーオイルとして、オーガニックの大豆油を選んで朝晩のスキンケアに活用しています。大豆油は香りにクセがあるので、酸化しないように小さなボトルに小分けし、その中に好きな香りのアロマオイルを1滴垂らして使うといいでしょう。

また、クレンジングにはひまわり油やサフラワー油が活用できます。夜は入浴の際、適量のオイルを顔全体になじませ、ぬるま湯のシャワーで軽く洗い流します。朝はオイルを塗った後、ホットタオルを顔にのせてしばらく置き、軽くふき取るだけでOK。洗顔後もローションなどをつけず、保湿クリーム代わりに大豆油をなじませて完了です。

これで肌の乾燥も防げますし、ハリのある肌がキープできます! 皆さんも試してみてくださいね。

筋トレをすると脳が〝若返らねば〟と勘違いする!

アンチエイジングに欠かせない「成長ホルモン」。残念ながらダイレクトに〝成長ホルモンを出させる食材〟というものはありません。ですから〝成長ホルモンの分泌しやすい環境を作る食べ方〟について、これまで詳しくお話ししてきました。しかし、**成長ホルモンの分泌を促すには、もうひとついい手があります。有効なのは「筋トレ」です。**

筋トレのような瞬発力を必要とする激しい運動をすると、筋肉に強い負荷がかかります。するとその刺激が脳にも伝わり、脳は「体はまだ成長期なんだ！」と錯覚し、成長ホルモンをどんどん出してくれるのです。**まさに脳が勝手に若返ろうとしてくれる嬉しい勘違い！　これなら筋肉の強さも年齢も関係なく、成長ホルモンを出し続けることが可能なのです。**事実、90代の高齢者でも筋肉は成長するというデータ結果もあるほど。

逆に、筋肉量が減った体は新陳代謝も悪くなり、脳は「もうこれ以上体が成長することはなさそうだから、成長はストップしよう」と判断して成長ホルモンを分泌しにくくなってしまいます。ジョギングのような軽い有酸素運動では成長ホルモンはほとんど出ないことがわかっていますから、その意味でも週1〜2回は、ハードなトレーニングをするのが理想的です。

ポイントは、集中的に強い刺激を与えて筋肉を〝酸欠状態〟にすること。とにかく「もうこれ以上は無理！」と思うまで追い込むのがコツです。回数や負荷の重さに決まりはなく、長い時間トレーニングする必要もありません。むしろ、途中で休憩してしまうと酸欠が改善されて成長ホルモンを分泌する効果が低いので、短時間で集中的に行うのがベスト。

スポーツクラブに通う時間がなくても大丈夫。家で簡単にできる方法はあります。例えばスクワット。スクワットは成長ホルモンを多く出す太ももやおなかなどの大きな筋肉を効率よく鍛えられるうえに、全体の筋肉量が増えて基礎代謝量もアップ。食べても太りにくい体が作れるのでまさに一石二鳥!

太ももだけでなく、おなかや背筋、お尻にも力を入れ、膝が前に出ないようにしながら膝より低い位置までまっすぐ腰を落とします。正しいフォームで行うと女性なら10回もできないほどハードなはずですよ。また、女性が気になる二の腕は、椅子を利用すると効果的。後ろ向きの状態で逆さ腕立て伏せをする要領で、椅子の座面に両手をついて両腕で体全体の体重を支えてプッシュアップ。

どちらも回数や時間ではなく、自分で限界だと思うまでやることが成長ホルモンの分泌を促す秘訣です。僕はジムにも通っていますが、自宅やホテル、ヨットに乗っている間も時間を見つけてはチューブなどを使ってトレーニングしています。**〝脳をだまして若返る〟。アンチエイジングにぜひ取り入れてみてください。**

ジムに行かなくてもOK。自宅で簡単にできるエクササイズ

家で簡単に筋トレをすることはできるんです。上半身と下半身の大事な筋肉を、効率的に鍛えるエクササイズをご紹介しましょう。週に1回でいいので、〝もう苦しくてできない！〟となるまでやるのがコツです。

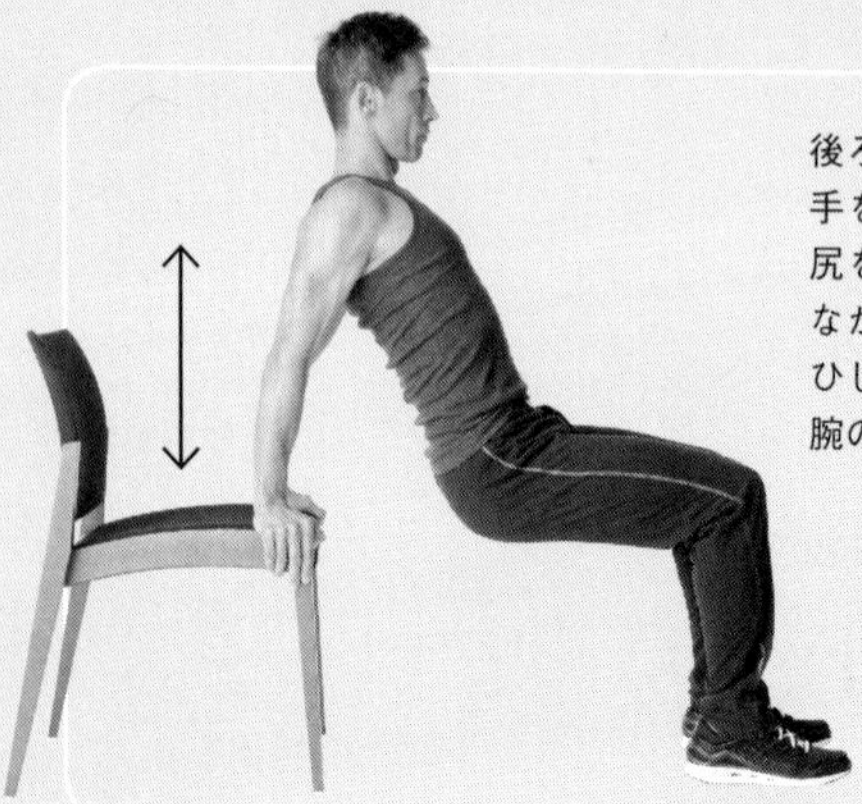

後ろ向きの状態で椅子の座面に手をつき、軽くひざを曲げてお尻を浮せます。腕で体重を支えながら腕立て伏せをする要領でひじを曲げ伸ばしします。二の腕の引き締めに効果的。

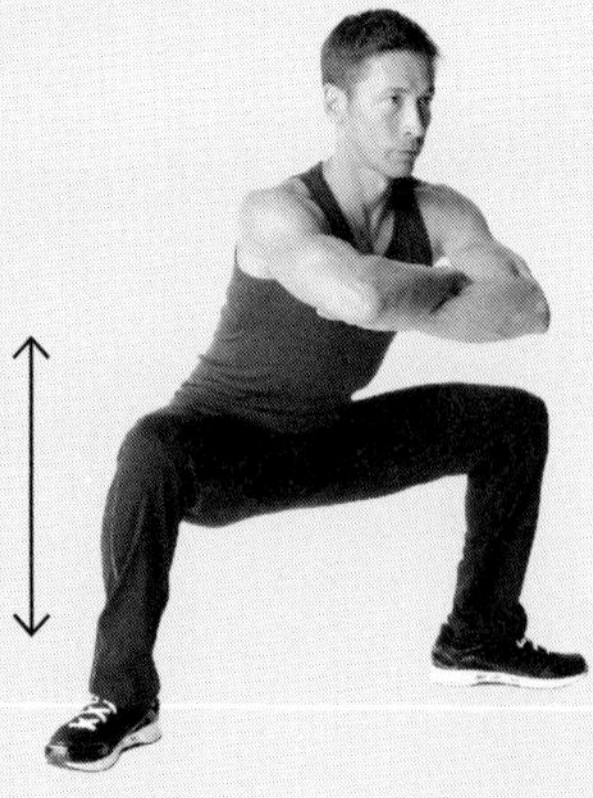

通常のスクワットより足を広く開き、つま先を外に向けて立ちます。膝が前に出ないようにしながら、膝より低い位置まで深く腰を落とし、お尻をぎゅっと引き締めながら立ち上がります。腰を反らないようにおなかにも力を入れて。

写真2点とも ©norico

エクササイズ前後のNGフードで効果が台無しに

痩せたい、体を引き締めたい、という人はエクササイズの前後に食べるものにもご注意を！　スポーツクラブなどでよくバナナを食べたり、スポーツドリンクを飲んでいる人を目にしますが、「せっかくのエクササイズ効果が台無しになるのに……」といつも残念に思ってしまいます。

というのも、バナナやスポーツドリンクに含まれる成分の多くは糖質です。体はエネルギーとしてまず糖質を燃やし、糖質を使い切ってはじめて脂肪を燃焼させるので、**エクササイズの前後に糖質を摂ってしまうと、運動して消費したエネルギーが帳消しになるばかりか、せっかく脂肪が燃えようとしているのを邪魔してしまいます。**

一日中ハードな練習をしているようなアスリートであれば、筋肉を素早く回復させるためにバナナやスポーツドリンクのような糖質を摂るのが有効ですが、普通の人は1～2時間程度のエクササイズでエネルギー補給はまったく必要ありません。プロテインを摂っている人もよく見かけますが、人工甘味料などの糖質類が入っているものには注意。人工甘味料の中には、太りやすくなるというデータが出ているものもあるので逆効果です。何より、せっかく運動して成長ホルモンが出ようとしているのですから、わざわざインスリンを溢れさせてそれを止めようとするなんてもったいない！

少なくともエクササイズの前後1時間はおにぎりなどの炭水化物も含め、糖質を摂らないようにしましょう。

紫外線を怖がりすぎないで！

こういう仕事をしているからか、いつも真っ黒に日焼けしている僕を見ると「紫外線対策はしないのですか？」とよく不思議がられます。とりわけ日本の女性は日傘をさしたり、さまざまなUVケアをしたりして紫外線を浴びないようにとても気を使っていますよね。

でも僕に言わせると女性は紫外線を怖がりすぎ！ 実はアメリカでここ1〜2年、売り上げを伸ばしているサプリメントがあって、それがビタミンDなのです。ビタミンDは骨を作るのに重要なホルモンですが、ビタミンD不足の人は鬱や病気の発生率が高いというデータがあり、ビタミンDを積極的に摂取したほうがいい、という風潮があるからです。ビタミンDは皮膚が紫外線に当たることで体内でも生成されるので、普通に生活していれば特別に摂らなくてもよい栄養素。紫外線に当たらない人が増えたからビタミンD不足の人が増えた、と断言はできませんが、「紫外線は美肌の大敵」と、太陽の光を避ける人が増えているのも事実ですよね。

紫外線は確かにシミやシワの原因になりますが、ビタミンD不足は骨を弱くしてしまうので、紫外線を浴びないほうがむしろ害があると僕は思います。一日20~30分、外を歩いて紫外線を浴びるだけでも必要なビタミンDは十分に生成できます。それに、3章でも説明したように、**紫外線のダメージを防ぐ抗酸化食材を摂ってシミができない環境を体の中から作ってあげれば、そこまで紫外線を怖がらなくても大丈夫。**あまり深刻に考えすぎず、適度に太陽の光も楽しみましょう。

4
まとめ

- 肌をたるませる
ラウリル硫酸ナトリウムが入った洗顔料を使わない
- 大豆油、ひまわり油、サフラワー油などの
食用オイルはスキンケアにもおすすめ
- 筋トレをすると、脳が〝若返らねば〟と勘違いして
成長ホルモンを出してくれる
- エクササイズの前後に糖質を摂ると、
せっかくの運動効果も台無しに
- 抗酸化食材をきちんと摂れば、
紫外線を必要以上に怖がらなくても大丈夫

August
Anti-aging
Method

5

オーガストさんのアンチエイジングな生活を公開

起床から就寝まで
アンチエイジングな一日に密着

何を食べて、どう過ごしているんですか!?
オーガストさんの〝アンチエイジングな一日〟を密着レポート。

6:00AM 起床

「40歳で〝アンチエイジング生活〟を始めてから、本当に目覚めがよくなりました。目覚まし時計も必要ないんです」というオーガストさん。「起きたら、まずはアルカリイオン水にベジパワープラスの粉末を2スティック溶かしたドリンクを1杯飲むのが習慣。市販の青汁の品質に納得できず、自分用に開発したのですが、売ってほしいと言われて商品化することに」。時にはターメリックと黒こしょう、ジンジャーパウダーをプラスすることも。

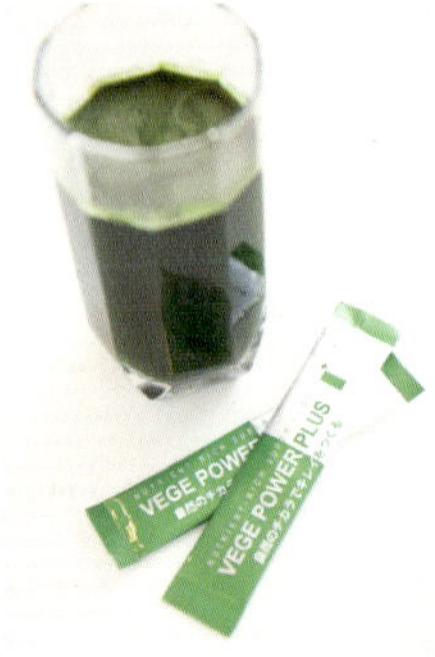

ベジパワープラス(60包入)
¥9240 /アビオス
http://www.vege-power.com

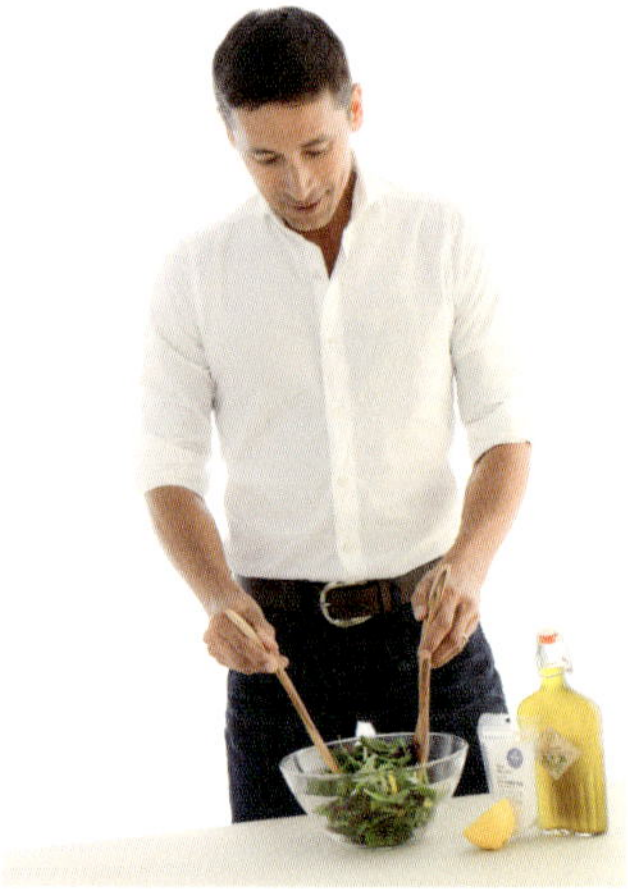

7:00AM 朝食

一人暮らしの東京でも、家族と過ごすニュージーランドでも、朝食を作るのはオーガストさんの役割。「家族で一番早起きなので、自然にそうなっちゃうんですよね(笑)」。今日の材料はベビーリーフ、ラディッシュ、パプリカなどの野菜、レモン、有機栽培のオリーブオイル、自然海塩、放し飼いで育った鶏の卵、グレープフルーツなど糖度の低い果物。

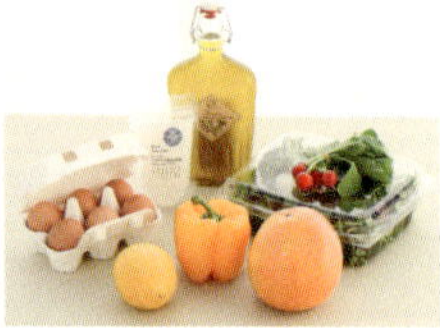

プレートの半分以上はサラダ！
オーガスト流アンチエイジング朝食

葉野菜がメインのサラダにはたっぷりのオリーブオイルをかけ、自然海塩、レモンで味つけ。プレートの半分以上にサラダを盛り、残りの部分にオムレツ、目玉焼き、ポーチドエッグなど、卵２個を調理したものを合わせて、たんぱく質をしっかり補給するのが基本（P74参照）。グレープフルーツ、アボカドなど糖度の低い果物を好みで添える。

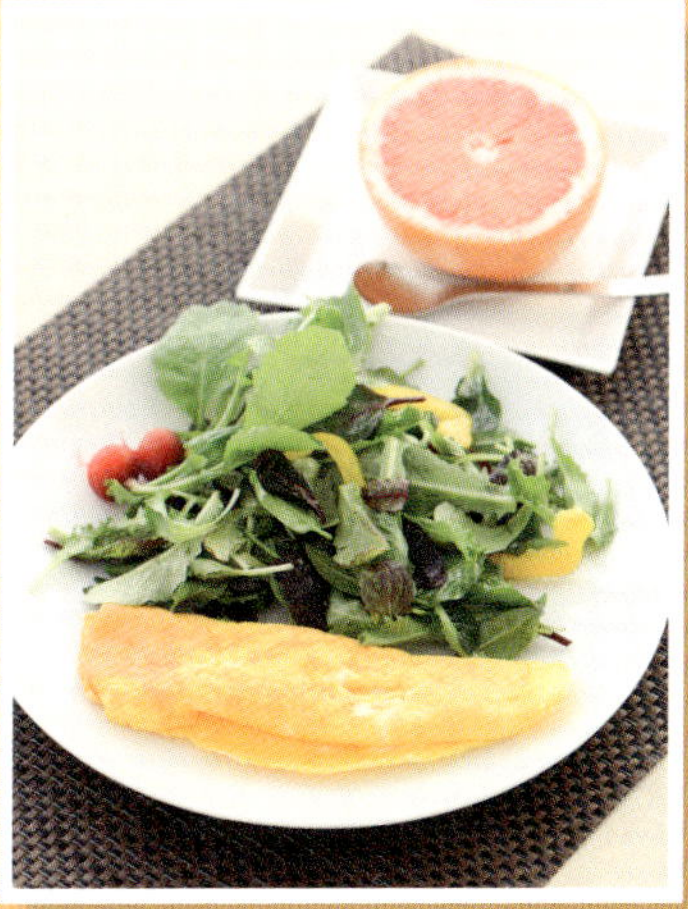

ニュージーランドでは、家族のための朝食にイタリア風オムレツを作ることも。作り方:フライパンでパプリカなど好みの野菜を炒めて、溶き卵8個分を流し込む。パルメザンチーズ100gを粗く砕いて加え、弱火で少し固まるまで火を通したら、オーブンに入れて150℃で表面がきつね色になるまで焼く。

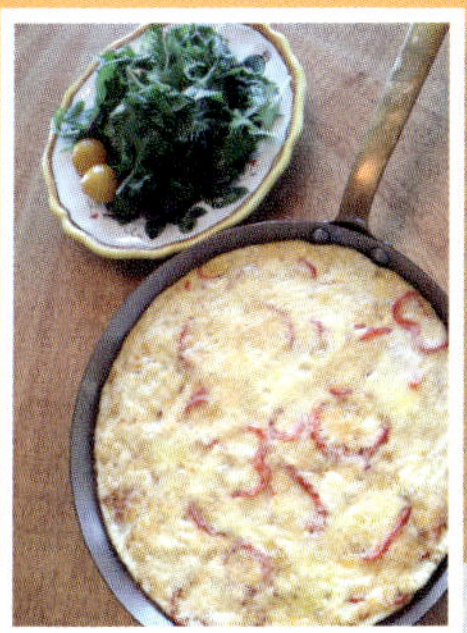

以前は一日40錠以上飲んでいたサプリメントはすべて捨て、今は抗酸化力の強いアサイー100%のサプリだけ（P46参照）摂っている。
アサイー 100（90粒入り）¥4800
／アビオス
http://www.acai.co.jp

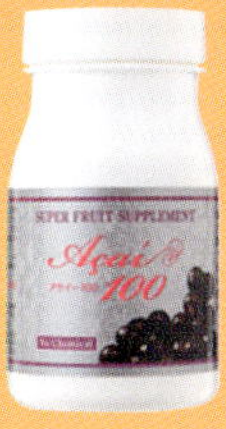

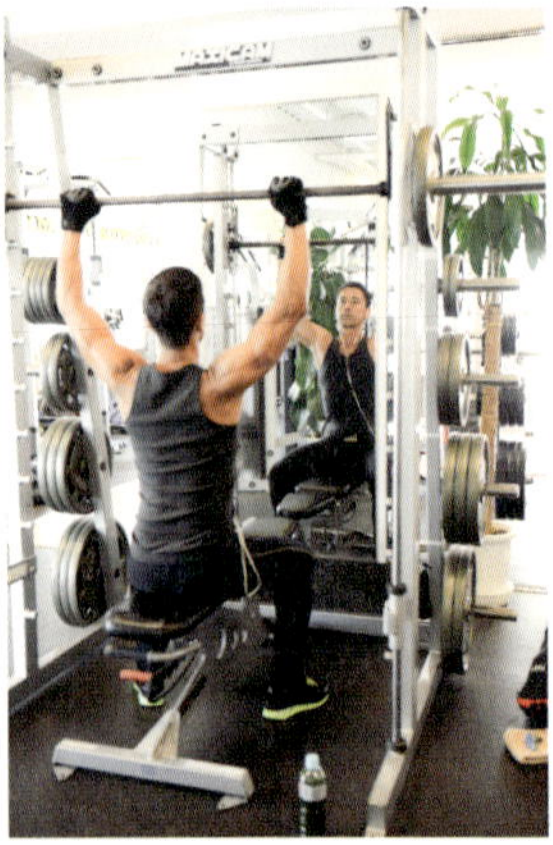

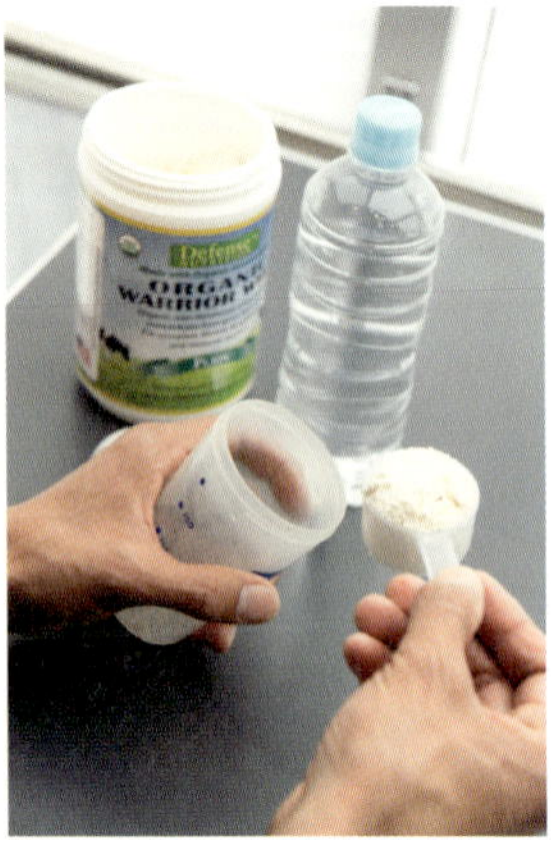

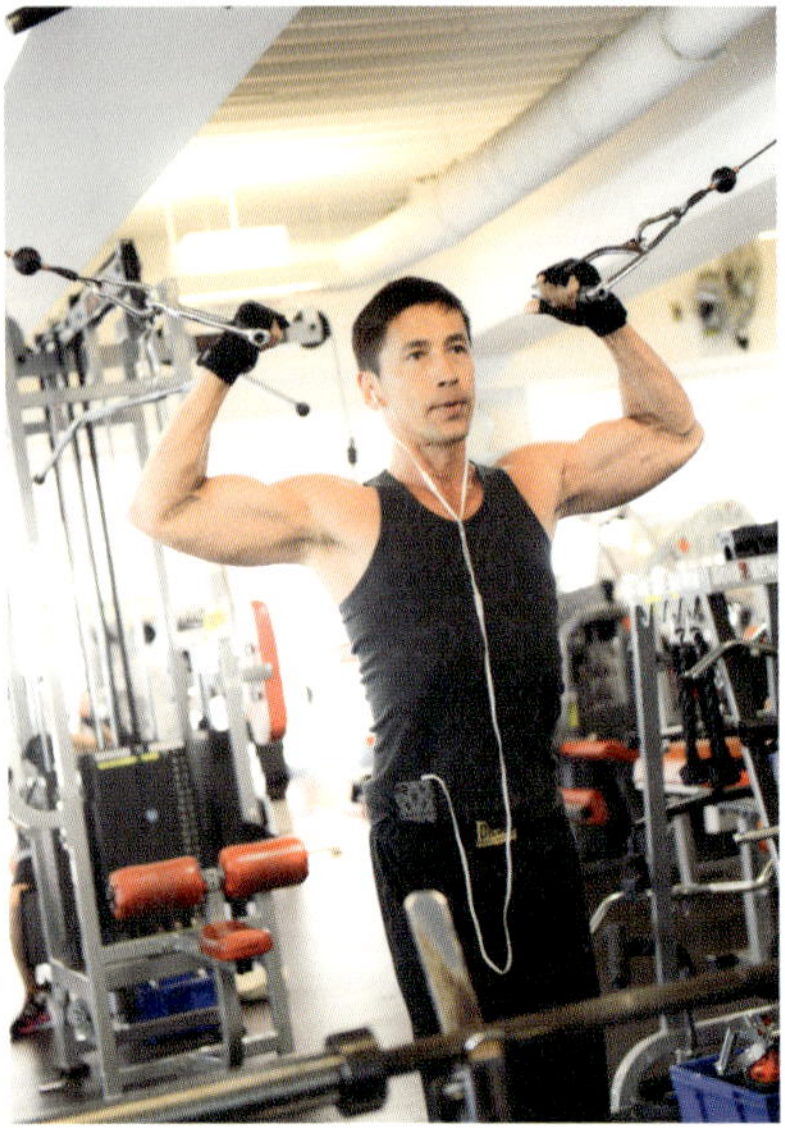

8:30 ～ 9:30AM

ジムで筋トレ

週に３～４日はジムに通い、出社前に筋トレを行う。「いつまでもデニムとTシャツを格好よく着こなせる体でいたいというのが僕のモチベーション!」とその理由も美意識の高いオーガストさんらしい。日によって上半身か下半身を鍛えると決めていて、今日はTシャツを着るときに特に目立つ、腕と胸の筋肉を中心に30分トレーニング。終了後は、筋トレ効果をサポートするためプロテイン20gを摂取。トレーニング前後に糖質を摂ると台無しなので（P127参照）、もちろん糖質が含まれていない、オーガニックの製品をチョイス。

協力／ゴールドジム表参道東京

5

オーガストさんの
アンチエイジングな生活を公開

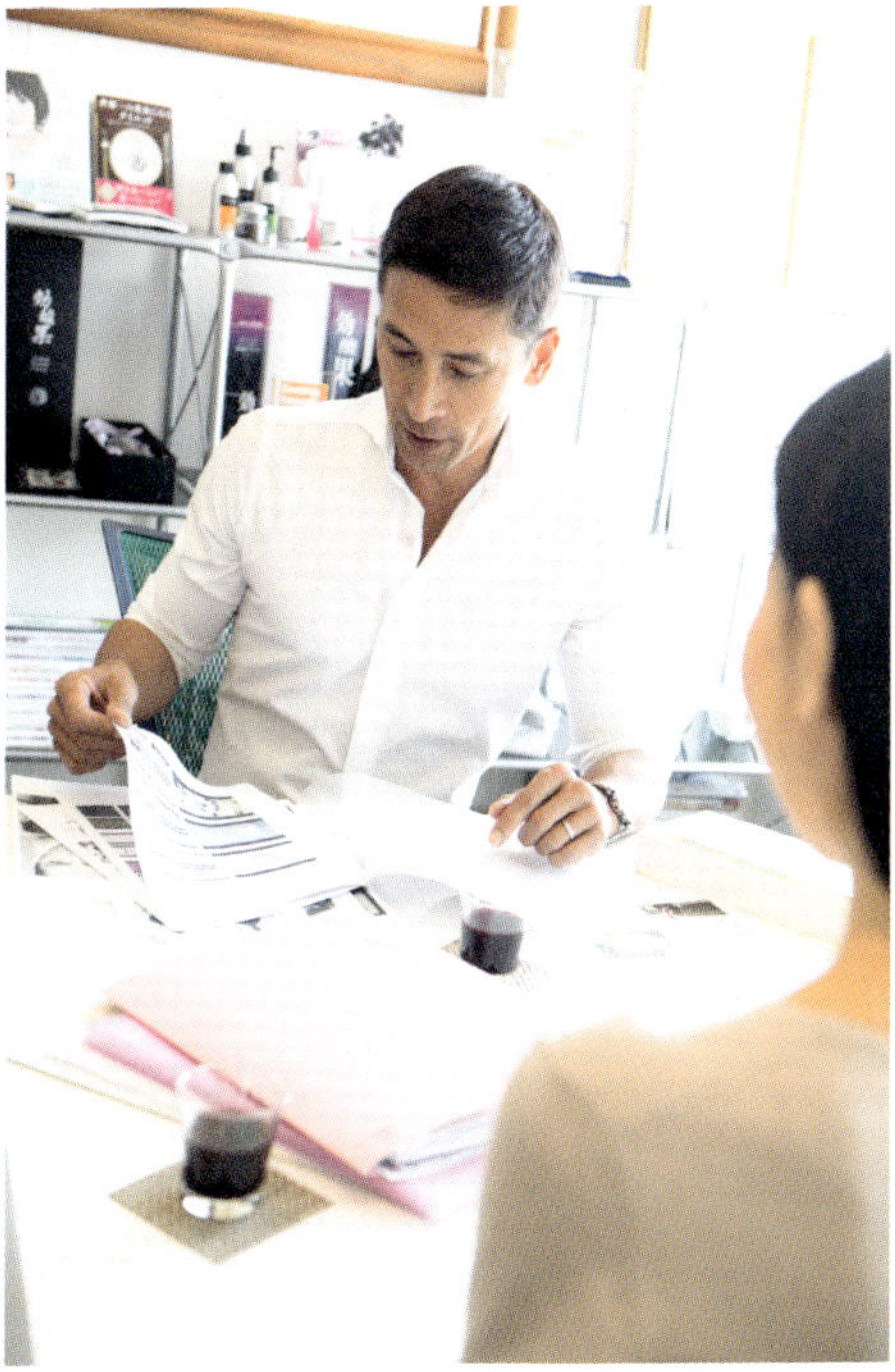

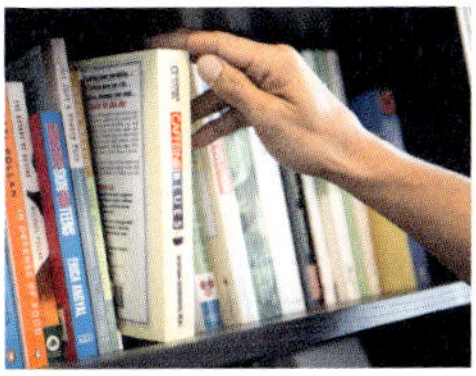

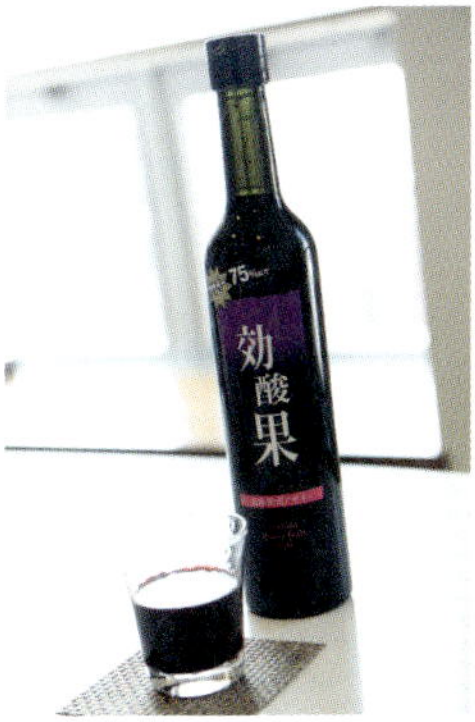

効酸《こうさん》果《か》（500㎖）¥8400
／アビオス
http://www.acai.co.jp

10:00AM オフィスにて仕事開始

現在は、家族が住むニュージーランドと東京のオフィスを行ったり来たりする生活のため、東京に滞在する１～２週間の期間はアポイントがぎっしり。ミーティングの合間をぬって、海外の論文や書籍をチェックし、つねに最新の栄養学の情報にアンテナを張っている。ミーティング中の飲み物も、もちろん気を抜かない。抗酸化効果が非常に高い、アサイードリンクでアンチエイジング&リフレッシュ。

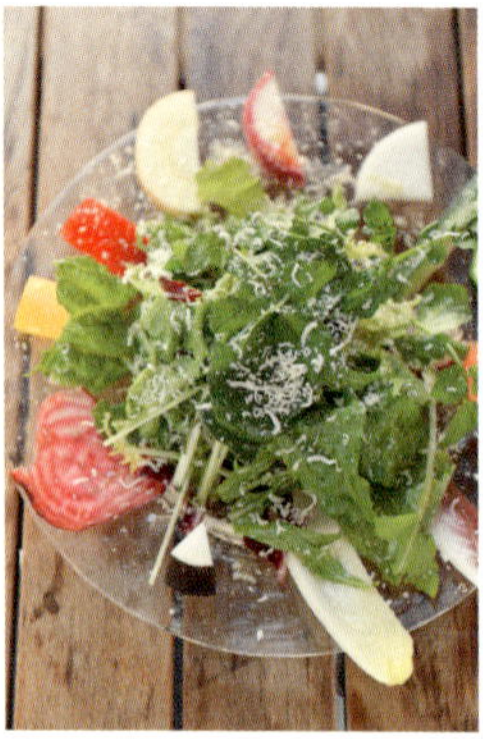
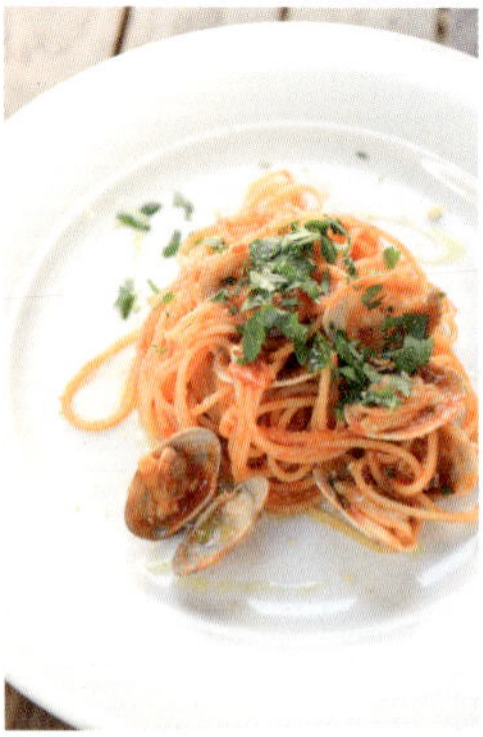
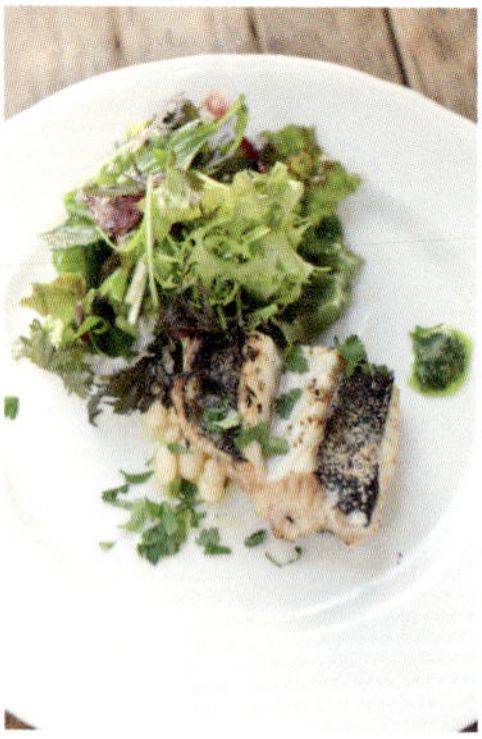

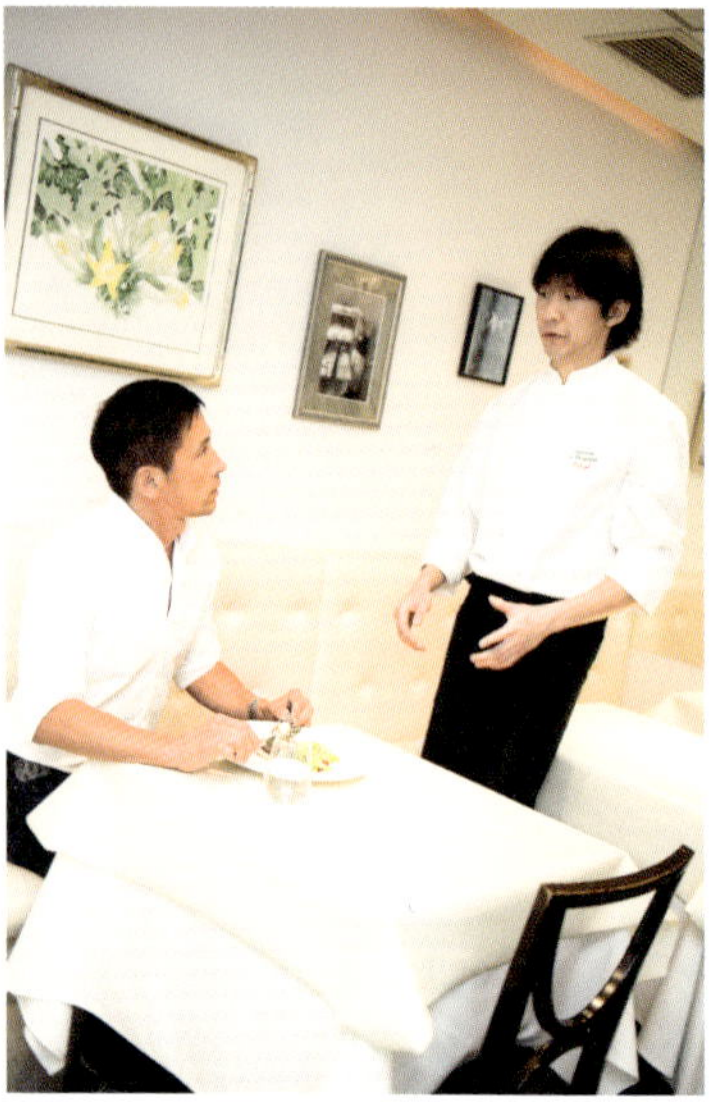

1:00 ～ 2:30PM

昼食

昼食は、オフィスの近所のレストランでランチミーティングをしながらとることが多いそう。「行きつけのリストランテ ラ・ブリアンツァでは、たっぷりのサラダ、50gと控え目な量のパスタ、新鮮な肉や魚のメインという、僕にとって理想のコース〝オーガストメニュー〟を出していただけるのでよく利用しています。食材の知識が豊富なシェフの奥野さんと情報交換するのも楽しみのひとつ」。

リストランテ ラ・ブリアンツァ
http://www.la-brianza.com/

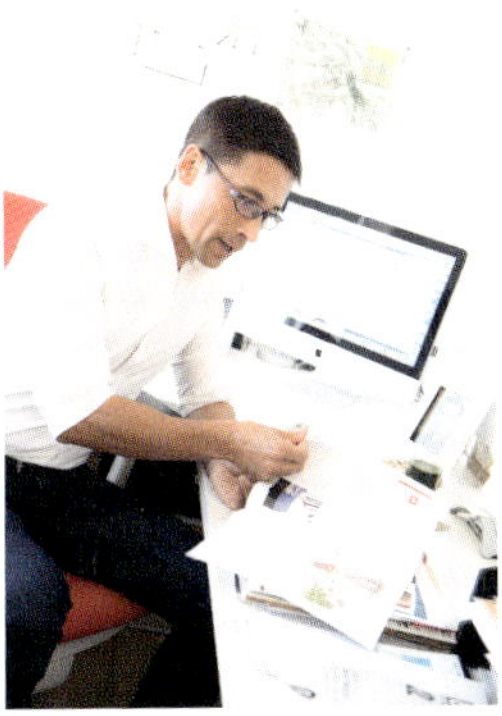

3:00 ～ 6:30PM
オフィスに戻って仕事

午後は集中してデスクワークをこなす。夕方小腹が空いたら、ナッツをおやつに。「夕食までの空腹時間が長くなると太りやすくなるので（P86参照）、自分でミックスしたナッツを必ずつまみます。アーモンド、ペカンナッツ、くるみなどに、ココナッツを少し混ぜると美味しいですよ。抗酸化成分のビタミンEたっぷりで、体にも肌にもいいおやつです」。

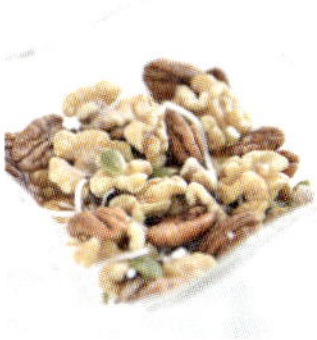

7:00PM 夕食

「東京では一人暮らしなので、会食がないときはパックの刺身とサラダなどのローフードでさっとすませたり（P87）、行きつけの焼きとり屋さんで新鮮な肉をさっとあぶったものをつまんだりと体に負担のないものをとるようにに心がけています」（ニュージーランドでの食事メニューはP138～141参照）。

0:00AM 就寝

シャワーを浴びたら、なるべく早めに就寝。夕食をローフードにすると体が軽いので、寝つきもいいそう。愛用のクレンジングオイルとモイスチャライジングオイルは、「エステサロンに依頼されて、肌のエラスチンを守り、かつ回復させるオーガニックの大豆油（P122）を使用して作ったもの」。

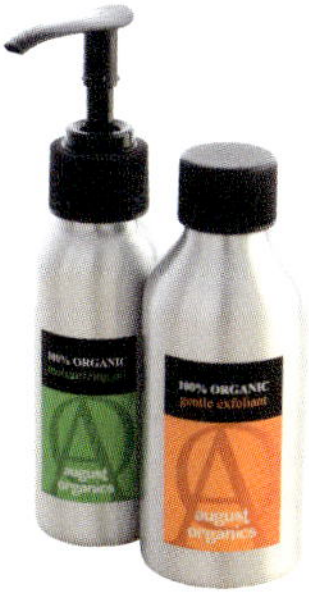

オーガスト・オーガニック・スキンケアのクレンジングオイル¥3990、モイスチャライジングオイル¥3780 ／エラナ・ジェード
http://www.elanajade.com/ja/products
サロンオリジナルアイテムなので、購入にはカウンセリングが必要。

美味しい料理でアンチエイジング！
お気に入りのレシピを公開

家族とともに過ごすニュージーランドの自宅でも、もちろん食事はオーガスト流アンチエイジングメニュー。かたまり肉や魚介類のメインに、たっぷりのサラダと野菜料理という組み合わせが定番です。美味しくて体にもいいレシピをご紹介！　©Ansel Marsh

メインはボリュームたっぷりの
かたまり肉を切り分けて

「ニュージーランドでは、肉はブロックで買うのが普通。
日本と違って歯ごたえがある肉なので、
マリネして炭火で焼いたり、オーブンでローストします」
肉の味つけは奥様、焼くのはオーガストさん担当だそう。

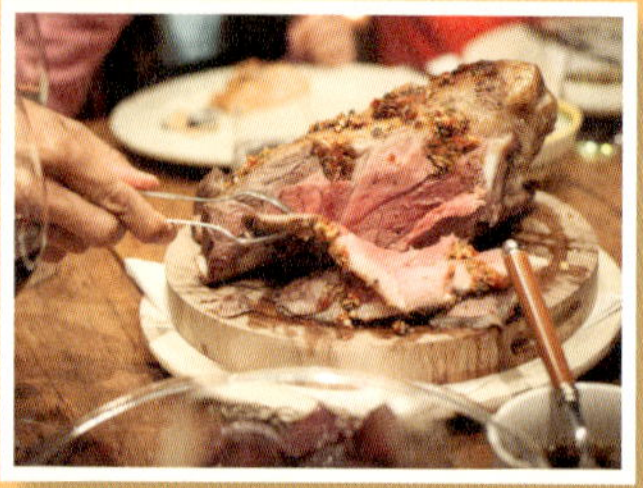

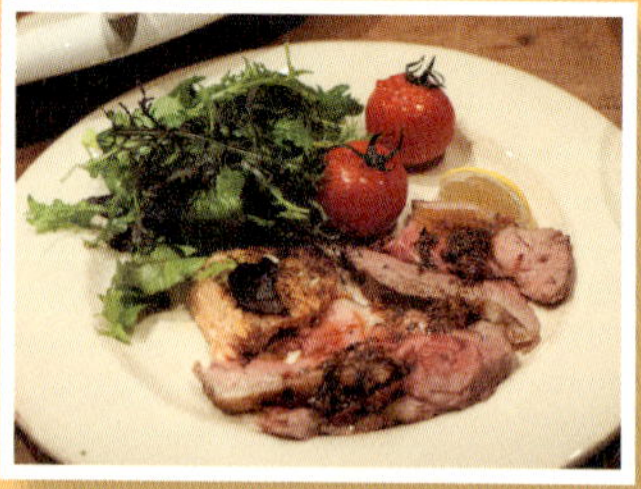

ラムはニュージーランドでよく食べられる食材。「羊は牧草しか食べないので、安全な肉です。値段も手頃で調理しやすいので、もっと皆さんにも食べてほしいですね」。ローズマリーと同量のタイムを用意し（両方ともドライでも可）、みじん切りのにんにく、粒子の細かい自然海塩と挽いた黒こしょうを混ぜ、ラムのブロックにすり込む。180℃のオーブンで約45分焼いてできあがり。葉野菜とラディッシュのサラダ、焼きトマト、ビーツなどの野菜をつけ合わせて。

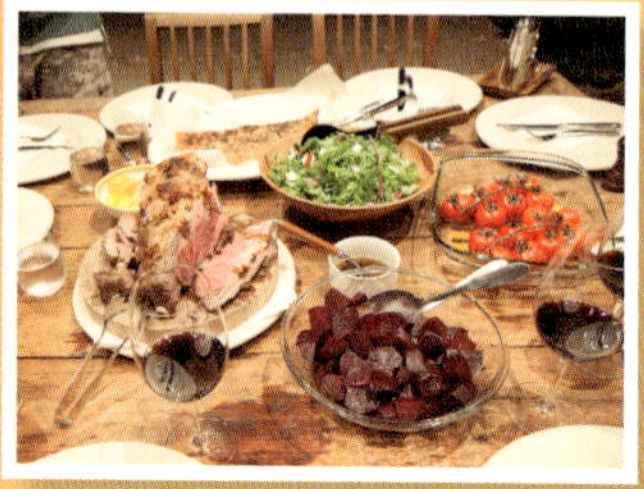

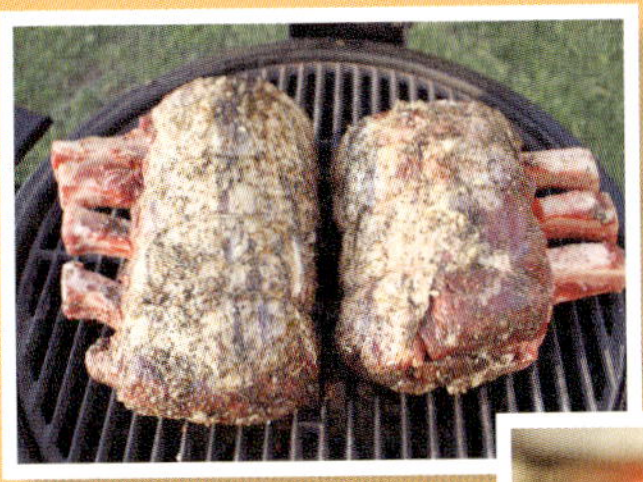

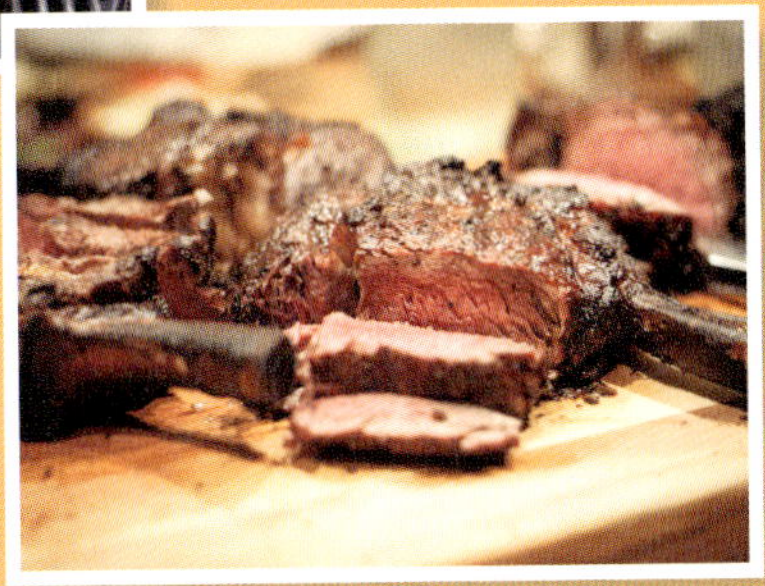

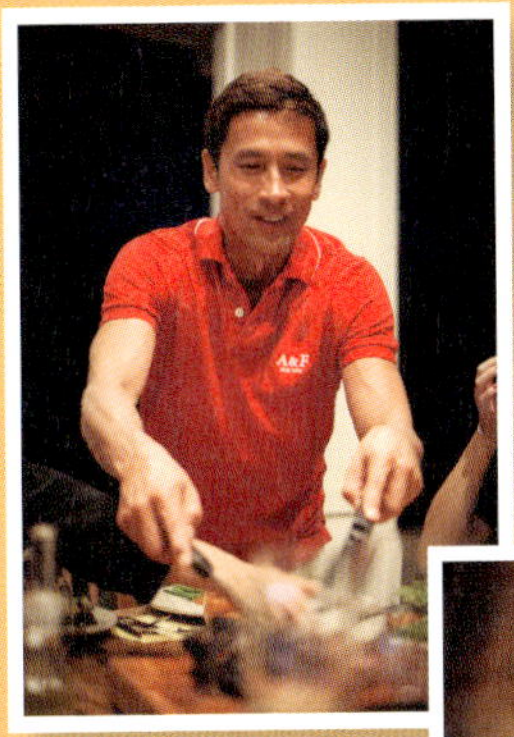

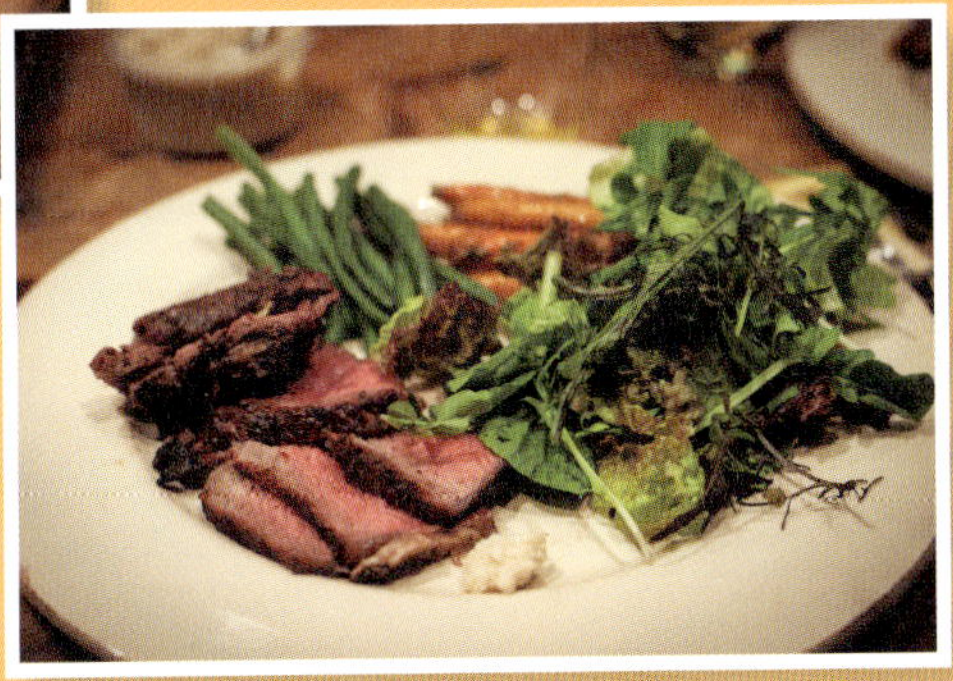

この日のメインは1.5kgの骨つき牛肉の炭火焼き。肉の表面を粒子の細かい自然海塩と挽きたての黒こしょうで覆い、深く切り込みを入れてにんにく（皮をむいてつぶしたもの）をまるごと詰め、弱い炭火でゆっくりと焼きあげたもの（オーブンの場合、180℃で45～50分）。外側は焼き色がつき、中はレアな状態なので、ジューシーさ抜群。「実は結構焦がしてしまい、妻におこられちゃったんです（笑）」。緑の葉野菜のサラダと自家農園でとれたベビーキャロット、いんげんのオリーブオイル焼きを添えて。

素材をいかした料理には
味つけにレモンを活用

アルカリ性食品としてオーガストさんおすすめのレモン。
「絞って飲料水に入れるだけでなく、料理にも大活躍します」

レモンチキンは奥様・うづめさんのレシピ。一口大に切った鶏肉に自然海塩、レモン汁、オリーブオイルをかけて混ぜ、ローズマリーの半分は枝のまま、残りの半分は葉の部分だけ加え混ぜる。180℃のオーブンで約40分焼き（途中で一度鶏肉を返してレモン汁をからめる）、食べる前に黒こしょうをかける。

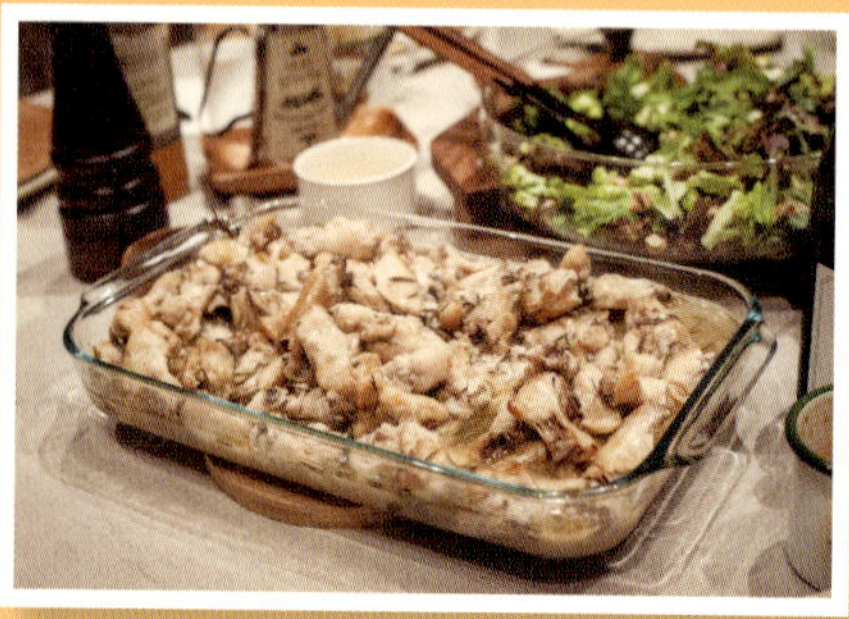

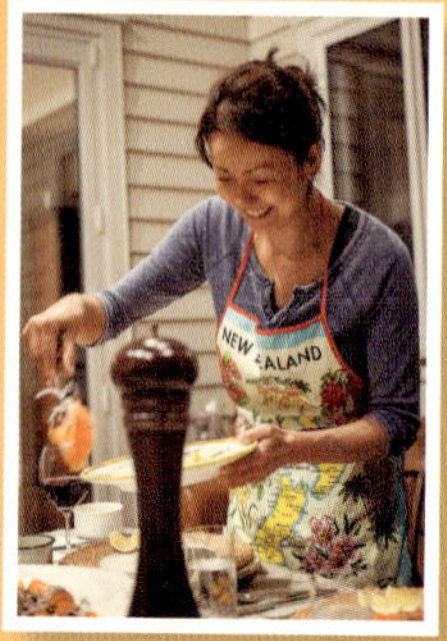

とれたてのムール貝を、無添加のチョリソーと煮込んだもの。鍋に小さく切ったチョリソーを入れ、オリーブオイルでソテーする。ムール貝と白ワインを加え、自然海塩と黒こしょうをかけてふたをする。ムール貝の口が開いたら火からおろし、イタリアンパセリまたはコリアンダー、絞りたてのレモン汁を加える。

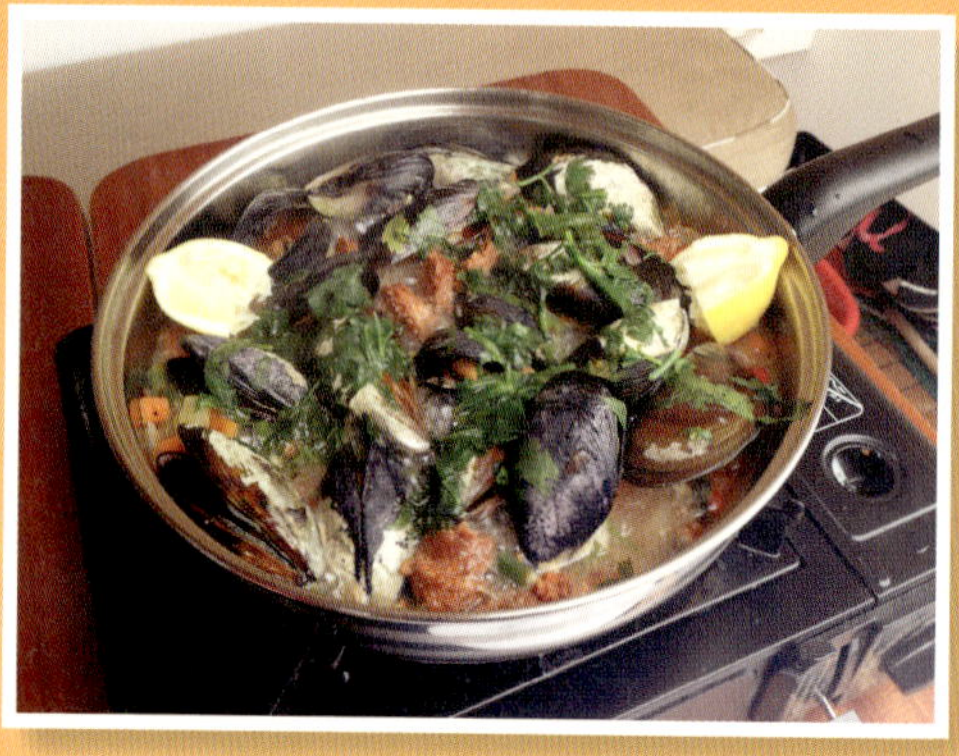

毎食飽きずに食べられる
サラダバリエーション

オーガストさんの食事に必須なのがサラダ。
「葉野菜がメインなのは変わりませんが、
季節ごとに入れる野菜を替えたり、ドレッシングを工夫したり。
365日毎食食べてもまったく飽きないですよ」

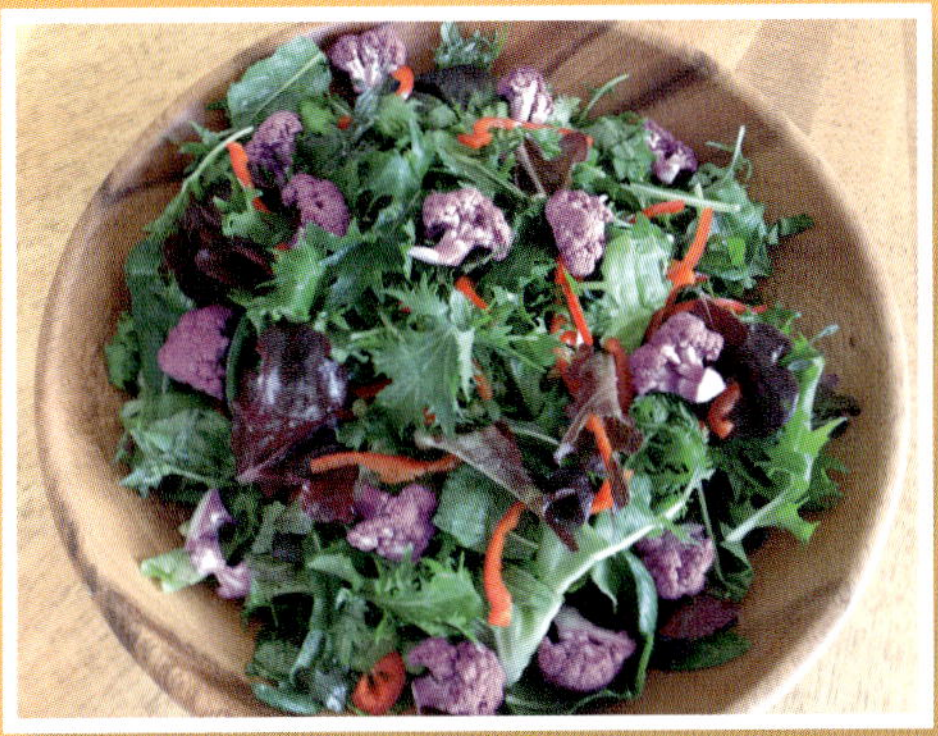

アントシアニンを多く含む、紫色の野菜を使ったサラダ。紫カリフラワーは生のまま小房に分け、刻んだ赤パプリカ、紫のリーフレタス、葉野菜と合わせる。

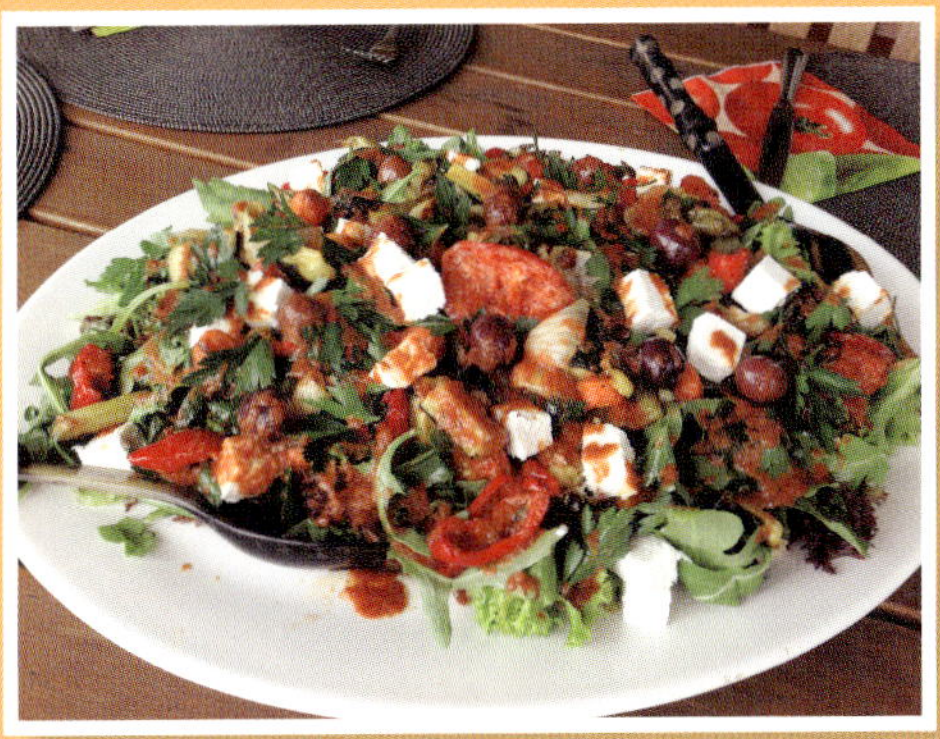

夏によく作るサマーサラダ。葉野菜、イタリアンパセリ、トマト、赤パプリカ、ブラックオリーブ、フェタチーズ、ズッキーニを適当な大きさに切って混ぜる。オリーブオイル、トマトピューレ、自然海塩、レモン汁、バルサミコ酢、黒こしょうで作ったドレッシングであえる。

おわりに

「はじめに」で触れたように、私は19歳のときに「人間の体が老けていく」ことに対して非常に衝撃を受け、それからというものなるべく長い間若さを保ち、健康であるためには何が必要なのかと、栄養科学をベースにいろいろなかたちで、30年以上学んできました。

40歳を過ぎた頃、自分の体をもう一度見直そうと決意し、数え切れないほどさまざまな方法を実践しました。片っ端から最新の研究論文や文献を読破し、試行錯誤しながら、ひとつひとつの結果を自分の体で検証してきたのです。その過程のストーリーだけでも数冊の本が書けてしまうくらいです。

そうした末にたどり着いた結論……。

それは「人間の体を若返らせる力は食品にこそ含まれている」ということだったのです。ずっと科学の勉強をしてきたのに、若返りの答えが食品だったなんて！

人生2度目の大きな衝撃でした。

この本が、手にとってくださった方ひとりひとりにとって、より健康で輝く毎日を手にするきっかけになれば、こんなに嬉しいことはありません。

僕もアンチエイジングへの徹底探求は、これからも一生続けるつもりです。

最後に、楽しい読みものとして理想以上のかたちに実現してくださった河野仁見さんをはじめとした講談社の皆さま、ライターの矢沢美香さん、私のアシスタントの谷口智子さんほか、この本を作るにあたりお世話になった多くの方々にお礼を申し上げます。

皆さまが私のアンチエイジングセオリーを信じてくれなかったら、この本は実現しませんでした。本当にありがとうございました。

２０１３年５月

オーガスト・ハーゲスハイマー

オーガスト・ハーゲスハイマー
1962年、福島県生まれ。栄養科学博士。株式会社アビオス代表。サンディエゴ州立大学で医学を学ぶ。現在はアビオス代表のほか、オーガニックエステティックサロンのスキンケアラインのプロデュース、レストランのアンチエイジングメニューの監修を手がける。また、アンチエイジング・スペシャリストとして表参道のコンセプトスタジオVedaでフード・ヒーリングワークショップの講師を務めるほか、テレビ、雑誌、セミナーなどで活躍。著書に『20歳若く見える人の食べ方』(ソフトバンク新書)。
www.abios.jp/august

老《ふ》けない人《ひと》はやめている

2013年5月28日　第1刷発行

著者　オーガスト・ハーゲスハイマー

発行者　鈴木 哲
発行所　株式会社 講談社
東京都文京区音羽2−12−21　郵便番号112−8001
電話　編集部03−5395−3527
販売部03−5395−3625
業務部03−5395−3615

編集協力　矢沢美香
撮影　浜村菜月(本社写真部)
ブックデザイン　アルビレオ
印刷所　慶昌堂印刷株式会社
製本所　株式会社国宝社

ISBN978-4-06-299786-7